Dagmar v. Cramm

Was Babys schmeckt und gut bekommt

Gesunde Ernährung
mit schadstoffarmen Lebensmitteln
für das erste Lebensjahr

Rat und Rezepte
für die junge Mutter

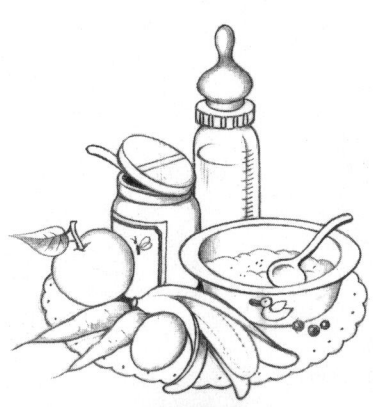

GU
Gräfe und Unzer

Umschlag-Vorderseite
Die Kombination von Kartoffeln mit Ei liefert eine besonders hochwertige Eiweißmischung, die das Kind zum Wachsen benötigt. Rezept für das Ei im Nest Seite 40.
2. Umschlagseite
Trotz zahlreicher Vorurteile schmeckt Spinat vielen Kindern sehr gut. Er enthält Eisen, Magnesium, Vitamin C und Folsäure. Rezept für den Spinat-Flan mit Milch Seite 42.
3. Umschlagseite
Süße Milchspeisen sind ein beliebtes Abendessen. Dieser Reispudding wird mit Bananenmus zubereitet, das erspart den Zucker und gibt ihm den milden, fruchtigen Geschmack. Rezept Seite 54.

Dagmar Freifrau von Cramm
studierte Ökotrophologie und setzte nach erfolgreichem Abschluß des Studiums die Theorie der Ernährung in die Praxis des Kochens um. Sie war als Redakteurin bei einer großen Münchner Kochzeitschrift tätig.
Seit 1984 arbeitet sie als freie Fachjournalistin für Ernährung und ist inzwischen Mutter von drei kleinen Söhnen. Dementsprechend beschäftigt sie sich besonders intensiv mit moderner, gesunder Kinderernährung – in Theorie und Praxis. Seit 1986 ist sie freie Mitarbeiterin der Zeitschrift »Eltern« und entwickelt regelmäßig Rezepte für Schwangere, Stillende, Kleinkinder und die ganze Familie.

CIP-Kurztitelaufnahme der Deutschen Bibliothek

Cramm, Dagmar von:
Was Babys schmeckt und gut bekommt: gesunde Ernährung mit schadstoffarmen Lebensmitteln für d. 1. Lebensjahr; Rat und Rezepte für d. junge Mutter / Dagmar v. Cramm. – 4. Aufl. – München: Gräfe und Unzer, 1990.
(GU-Küchen-Ratgeber)

ISBN 3-7742-1425-5

4. Auflage 1990
© Gräfe und Unzer GmbH, München

Alle Rechte vorbehalten. Nachdruck, auch auszugsweise, sowie Verbreitung durch Film, Funk und Fernsehen, durch fotomechanische Wiedergabe, Tonträger und Datenverarbeitungssysteme jeder Art nur mit schriftlicher Genehmigung des Verlages.

Redaktion: Dorothee Krebs
Herstellung: Robert Gigler
Farbfotos: Fotostudio L'Eveque Harry Bischof, das Titelfoto gestaltete das Fotostudio Teubner
Zeichnungen: Gerlind Bruhn
Umschlaggestaltung: Heinz Kraxenberger
Satz und Druck: Appl, Wemding
Reproduktionen: SKU Reproduktionen GmbH
Bindung: Sellier, Freising

ISBN 3-7742-1425-5

Sie finden in diesem Buch

Sie finden in diesem Buch

Ein Wort zuvor

Endlich ist Ihr Baby auf der Welt! Sie haben es geschafft! Während der ersten Tage in der Klinik werden Sie umsorgt und beraten, können sich ganz auf Ihr Kind konzentrieren, fühlen sich sicher und geborgen.

Trotzdem freuen Sie sich bestimmt, wenn Sie einige Tage später nach Hause entlassen werden. Denn jetzt beginnt ja erst das richtige Familienleben mit dem Neuankömmling. Wahrscheinlich kann Ihr Mann Ihnen in den ersten Wochen zur Seite stehen, was sicher eine große Erleichterung ist. Denn Sie müssen sich jetzt wieder auch um den Haushalt kümmern und selbst entscheiden, wie, wann und was Sie füttern. Wie Sie auf Geschrei reagieren und was Sie tun sollen, wenn das Baby nicht trinkt. Sie können es nachts auch nicht mehr einfach »abgeben«, um in Ruhe einige Stunden zu schlafen. Der Alltag mit dem Säugling hat begonnen. Solange die Milch fließt, brauchen Sie sich zumindest über die Ernährung Ihres Sprößlings keine Sorgen zu machen. Aber wenn nicht? Und wie ist es einige Monate später? Irgendwann muß das Baby auch seinen ersten Brei bekommen. Die Mütterberatung diverser Firmen schickt widersprüchliche Empfehlungen, die Meldungen über Rückstände in Nahrungsmitteln und Nitrat im Wasser gewinnen noch größere Bedeutung. Der Kinderarzt ist in diesen Fragen ein guter Berater – aber wie Sie für das Baby kochen sollen, das kann er Ihnen kaum sagen. So ging es selbst mir als Ernährungswissenschaftlerin bei meinen beiden Kindern: ich mußte mir erst mühsam die nötigen Informationen zusammensuchen und mich mit dem Thema Babykost auseinandersetzen.

Ihnen, liebe Mutter, kann dieses Buch natürlich nicht die Überlegungen zu diesem Thema abnehmen, aber es wird Ihnen helfen, Ihr Kind gesund und richtig zu ernähren.

Es informiert Sie über die Entwicklung Ihres Kindes und sein Ernährungsverhalten. Entsprechend den drei großen Entwicklungsabschnitten des ersten Lebensjahres werden die ersten vier Monate, der vierte bis achte Monat und der achte bis zwölfte Monat getrennt behandelt.

Für alle drei Lebensabschnitte werden einfache Grundrezepte und gesunde Varianten angeboten. Alle Rezepte sind mit Altersangaben versehen, damit Sie wissen, was Ihr Kind jetzt schon verträgt und Sie nicht zu früh neue Gerichte füttern, die Ihrem Baby noch nicht bekommen.

In Wort und Bild wird eine gesunde, babygerechte Küchentechnik erklärt. Die brillanten Farbfotos zeigen, wie unterschiedlich das Nahrungsangebot im ersten Lebensjahr ist. Wie Sie die ersten Breie richtig zubereiten, zeigen Ihnen Schritt-für-Schritt-Aufnahmen. Viele Zeichnungen bieten zusätzliche Informationen.

Wie Sie Rückstände in Lebensmitteln reduzieren können und welche Produkte gefährlich sind, erfahren Sie ebenfalls.

Für alle Probleme, vom Abstillen bis zum Fieber, gebe ich Ihnen die richtigen Ernährungstips. Auch der Ernährungserziehung wird viel Raum gelassen.

Damit Sie Zeit und Geld sparen können, finden Sie Rezepte für das »Kochen auf Vorrat«.

Wird Ihr Kind älter, müssen Sie nicht mehr extra kochen, weil Sie aus den Mahlzeiten, die allen schmecken, mit wenigen Abwandlungen die babygerechte Portion zubereiten können. Vorschläge dafür finden Sie im Kapitel »Aus Groß mach Klein«.

Dieses Buch soll Ihnen Anregung und Rückhalt in dieser aufregenden, aber auch anstrengenden Zeit sein. Denn zum guten Willen muß auch die richtige Information kommen. Bereits nach kurzer Zeit sind Ihnen die Grundsätze gesunder Babyernährung so in Fleisch und Blut übergegangen, daß Sie das Richtige tun und sich ganz entspannt Ihrem Baby zuwenden können.

Das wünscht Ihnen

Ihre

Dagmar v. Cramm

Neugeborene sind nicht »fertig«

Wenn Ihr Kind geboren wird, ist es nicht nur äußerlich klein und hilflos. Auch seine inneren Funktionen sind noch nicht ausgereift. Das gilt ganz besonders für das Verdauungssystem:

● Es besitzt noch nicht alle Verdauungsenzyme, die die verschiedenen Nährstoffe im Magen und Darm abbauen. So fehlen beispielsweise die eiweißspaltenden Fermente aus Bauchspeicheldrüse und Darmschleimhaut. Ihre Aktivität entwickelt sich erst im Laufe des ersten Lebensjahres. Es wird noch nicht ausreichend Magensäure gebildet – Bakterien und Keime können sich noch leichter vermehren.

● Die Zellen der Darmschleimhaut sind noch durchlässig auch für große Moleküle.

● Die Niere ist noch nicht voll leistungsfähig: sie scheidet mit den Stoffwechselprodukten noch viel Flüssigkeit aus und kann nur begrenzt Abbauprodukte des Stoffwechsels ausscheiden.

● Die Leber ist ebenfalls noch nicht voll ausgereift und belastungsfähig.

Alles in allem: der Säugling kann eine normale Durchschnittskost noch nicht verarbeiten. Im Mutterleib wurde das Kind ja fast ausschließlich von der Mutter über den Blutkreislauf ernährt. Sein Magen und Darm waren kaum beansprucht. Nur etwas Fruchtwasser schluckte und verdaute der Fetus.

Nach der Geburt wird dann innerhalb weniger Tage eine ganze Menge vom Magen-Darm-Trakt des Säuglings verlangt. Die Natur trägt dieser Tatsache Rechnung: der Fluß der Muttermilch kommt nur sehr spärlich mit der Vormilch in Gang, das Kind trinkt in den ersten Tagen kaum mehr als 10 bis 20 g bei einer »Mahlzeit«. Erst am dritten oder vierten Tag nach der Geburt schießt die Milch bei der Mutter ein und die Trinkmengen steigern sich rasch (Seite 32).

Richtige Ernährung ist für den Säugling lebenswichtig

Solange Sie ausschließlich stillen, müssen Sie sich um das Gedeihen Ihres Kindes keine Gedanken machen. Ihre Milch entspricht genau den Bedürfnissen Ihres Kindes und ist seiner körperlichen Entwicklung angepaßt. Doch manche Frauen haben heute Stillprobleme und müssen ihren Säugling ganz oder teilweise mit der Flasche ernähren. Überdies reicht nach dem vierten, spätestens aber nach dem sechsten Monat Muttermilch als einzig Nahrungsquelle nicht aus: das Baby bekommt in zunehmendem Maße »Beikost«. Bis es mit einem Jahr schon seine ersten Zähnchen hat und beginnt, mit den »Großen« zu essen. In diesem Zeitraum unterscheidet sich die Ernährung des Säuglings erheblich von der des Erwachsenen. Fehler in der Zusammenstellung und Zubereitung der Kost können gerade in den ersten Lebensmonaten schlimme Folgen haben:

● Sie kann den kindlichen Organismus überfordern.

● Sie kann dem Säugling zu wenig Nährstoffe für seinen körperlichen Aufbau liefern.

● Sie kann zu einer Wasseransammlung führen.

● Sie vermindert die Widerstandskraft des Babys.

● Sie kann die Darmschleimhaut des Kindes schädigen und den Grundstein für lebenslange Verdauungsbeschwerden legen.

● Sie kann Allergien auslösen.

● Sie behindert eine gesunde körperliche Entwicklung.

● Sie kann die Entwicklung des Gehirns beeinträchtigen und dauerhaft schädigen.

Diese Fehler lassen sich vermeiden, wenn Sie über die Bedürfnisse des Säuglings Bescheid wissen. Sie sollten darüber informiert sein, wie die Ernährung Ihres Kindes aussehen sollte und wie sie richtig zubereitet wird. Und Sie sollten beurteilen können, ob Ihr Kind gut und altersgemäß gedeiht. Denn das ist letztlich das entscheidende Kriterium für eine gesunde Ernährung.

Die Gretchenfrage: Fertigprodukte oder Hausmannskost?

Keine Mutter möchte heute das Angebot der Babykosthersteller missen. Denn die adaptierte Milch sowie die Sojamilch sind tatsächlich Errungenschaften der Forschung, die Kindern das Leben retten können.

Die Gläschen mit Beikost haben ebenfalls durchaus ihren Stellenwert: in den Tagen des radioaktiven Fallouts boten sie Müttern die Möglichkeit, ihren Kindern weiterhin unverseuchte Nahrung zu geben. Auch auf Reisen und an hektischen Tagen greift jede Mutter sicher gerne auf Gläschen zurück. Doch eine Ernährung, die nur auf Fertigprodukten beruht, hat auf Dauer auch Nachteile:

- Sie ist teuer.
- Sie enthält zuviel wasserlösliche Vitamine.
- Sie enthält zuviel Kohlenhydrate, vor allem zuviel Zucker.
- Sie enthält zuwenig hochwertige Fette.
- Sie gewöhnt das Kind an einen Einheitsgeschmack.
- Sie enthält teilweise zuviel Salz.
- Sie enthält zu viele verschiedene Zutaten; das kann Allergien auslösen.

Wenn Sie auf Gläschen zurückgreifen, sollten Sie also Produkte wählen, die keinen Zucker und kein Salz enthalten und die nur aus wenig verschiedenen Zutaten bestehen.

Weniger empfehlenswert sind die Instant-Breie. Sie enthalten wenig Fruchtbestandteile, dagegen aber jede Menge Zucker. Zudem ist die Arbeitserleichterung in diesem Fall recht unerheblich. Denn ob Sie den Fertigbrei anrühren oder schnell einen Zwiebackbrei mit zerdrückter Banane zubereiten, kommt fast auf dasselbe heraus. Erfreulich ist dagegen das Angebot von Vollkornflocken jeder Art für die Babykost sowie Vollkornzwieback und entsprechenden Keksen. Diese Produkte werden in unseren Rezepten häufig verarbeitet. Sie finden Sie im Reformhaus, aber auch in Supermärkten und in den Lebensmittelabteilungen der Kaufhäuser. Doch Vorsicht: selbstgekocht ist nicht in jedem Fall das Beste. Vor allem keine deftige Hausmannskost! Sie müssen sorgfältig vorgehen und sich an unsere Anleitungen halten, wenn Ihre Küche den Bedürfnissen Ihres Kindes gerecht werden soll.

Dann aber ist sie allem anderen vorzuziehen, denn aus frischen Zutaten zubereitete Kost schmeckt einfach besser und weckt sicher den Appetit Ihres Kindes. Es lernt die verschiedenen Nahrungsmittel kennen, entwickelt Vorlieben und Abneigungen. Die Versorgung mit lebensnotwendigen Nährstoffen ist bei der richtigen Zubereitung ausreichend.

Außerdem haben Sie immer die Kontrolle darüber, was Ihr Kind zu sich nimmt – im Falle einer Allergie ist das besonders wichtig. Schließlich wird die Beschäftigung mit der Ernährung Ihres Kindes auch positive Auswirkungen auf Ihr Verhalten im Umgang mit Lebensmitteln haben: Sie werden bewußter kochen und essen und diese Haltung auch Ihrem heranwachsenden Kind vermitteln. Denn eine gesunde Ernährung sollte nicht auf das erste Lebensjahr beschränkt bleiben.

Wie sieht eine gesunde Ernährung im ersten Lebensjahr aus?

Ganz genau können Sie das in den Kapiteln zu den verschiedenen Lebensabschnitten nachlesen. Denn die Kost mit 2, mit 6 und mit 10 Monaten ist völlig unterschiedlich. Die schnelle Entwicklung Ihres Kindes verlangt von Ihnen eine ständige Umstellung. Vorab ein Ernährungsschema für das erste Lebensjahr, das vom Forschungsinstitut für Kinderernährung (Dortmund) entwickelt wurde.

In den ersten 4 Monaten ist Muttermilch – und zwar ausschließlich – die ideale Kost. Alternativen sind die tatsächlich hervorragenden, an die Muttermilch adaptierten, also angeglichenen Präparate der Industrie – oder aber selbstgekochte Milchnahrung. In den folgenden 4 Monaten werden schrittweise Milchmahlzeiten durch die sogenannte Beikost (Breimahlzeiten) ersetzt. Sie können diese Mahlzeiten selber zubereiten, wenn Sie dabei sorgfältig vorgehen.

In diesen ersten 8 Monaten gelten für die Ernährung strenge, ganz konkrete Regeln, an die Sie sich halten sollten.

In den letzten 4 Monaten des ersten Lebensjahres kann das Essen bereits etwas »lockerer« aufgefaßt werden. Hier steht der langsame Übergang zur Kleinkindkost auf dem Programm – und das Einbeziehen in die familiäre Essensrunde.

Grundprinzip und Ziel der Ernährung ist das allmähliche Hinführen des Kindes zu einer vielseitigen, gemischen Kost. Es sollte seinen natürlichen Geschmackssinn entwickeln, Spaß am Essen haben und vor allem nicht verlernen, auf Hungergefühl und Sättigung normal und angemessen zu reagieren.

Machen Sie die Ernährung Ihres Kindes nicht zum Experimentierfeld extremer Vorstellungen. Weder strenger Vegetarismus noch rigide Vollwertkost sind dem Säugling angemessen (Seite 22, 37). Aber auch kritikloser Umgang mit dem Angebot der Nahrungsmittelindustrie oder das frühe Füttern von Erwachsenenkost sind nicht das Richtige für Ihr Kind.

Versuchen Sie statt dessen, möglichst einfache Gerichte schonend zuzubereiten. Achten Sie

Ernährungsschema für das 1. Lebensjahr

etwa 6:00	Vollmilch (-Brei) oder Folgemilch oder Muttermilch oder adaptierte/teiladaptierte Milch			etwa 8:00
etwa 10:00	Muttermilch oder adapt./teiladapt. Milchpräparat	Gemüse-Kartoffel-Brei + Fleisch/Eigelb + Fett	Nachspeise: Obstmus	etwa 12:00
etwa 14:00				
etwa 18:00		Getreideflocken-Obst-Brei (milchfrei) + Fett		etwa 16:00
etwa 22:00		Vollmilch-Getreide-Brei + Obstsaft		etwa 20:00

Monate	1	2	3	4	5	6	7	8	9	10	11	12	Monate
Nahrungsmenge	600 g		800 g			900 g					1000 g		Nahrungsmenge
Gewichtsentwicklung	3,5 kg		6 kg			7,5 kg			8,5 kg		10 kg		Gewichtsentwicklung

Quelle: Forschungsinstitut für Kinderernährung, Dortmund

8

darauf, daß die Zutatenliste nicht zu lang wird. Nutzen Sie das einheimische Angebot an Obst und Gemüse der Saison.
Und scheuen Sie sich nicht vor Wiederholungen im Speiseplan, denn Ihr Kind ist noch kein Gourmet.

Gesunde Babys brauchen Energie zum Wachsen und Gedeihen

Das beste Zeichen für die gesunde Entwicklung Ihres Kindes ist sein Wachstum und seine Gewichtszunahme. Und die ist beträchtlich: Im ersten Halbjahr sollte das Baby sein Geburtsgewicht verdoppelt haben, und am Ende des ersten Lebensjahres wiegt es dreimal soviel wie bei der Geburt. Mit Hilfe dieser Kurven können Sie nachprüfen, ob bei Ihrem Sprößling alles in Ordnung ist: die Werte sollten im grauen Bereich liegen.
Das enorme Wachstum erfordert natürlich auch eine hohe Zufuhr an Energie, sprich Kalorien. Ein Neugeborenes benötigt täglich 110 bis 120 Kalorien pro Kilogramm Körpergewicht. Das entspricht bei einem Gewicht von 4 Kilogramm etwa 440 bis 480 Kalorien. Dieser relative Energiebedarf sinkt mit steigendem Lebensalter. Für Säuglinge werden 80 bis 110 Kalorien pro Kilogramm Körpergewicht, für einjährige 70 bis 80 Kalorien empfohlen. Anhand von Alter und Gewicht Ihres Kindes können Sie so seinen täglichen Bedarf selber errechnen und mit Hilfe der Kalorienangaben bei unseren Rezepten einmal überprüfen, ob er gedeckt wird. Zum Vergleich: Erwachsene brauchen nur 35 bis 40 Kalorien pro Kilogramm ihres Gewichtes. Das Baby benötigt nicht nur wegen seines intensiven Stoffwechsels so viel Energie – auch sein Wärmehaushalt verschlingt viel mehr Kalorien

als der eines Erwachsenen. Denn der Körper des Babys hat im Vergleich zur gesamten Masse eine sehr große Oberfläche, die schnell auskühlt. Um seine Körpertemperatur zu halten, muß er ständig Kalorien »verbrennen«.
Doch nicht allein die Höhe der Energiezufuhr ist wichtig, auch die Zusammensetzung spielt eine große Rolle.

Verlauf der Gewichtskurven im ersten Lebensjahr

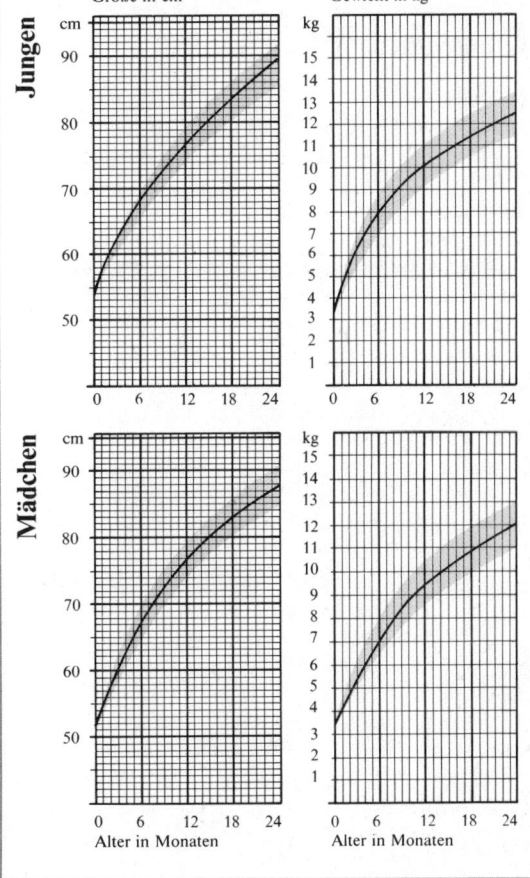

Unsere Nahrung besteht aus den Grundbausteinen Eiweiß, Kohlenhydrate und Fett. Diese Substanzen liefern die Kalorien. Wie sich die Bausteine auf die Kalorien verteilen und in welcher Form sie aufgenommen werden, ist entscheidend. Das Ideal, nach dem sich diese Zusammensetzung orientiert, ist die natürliche Nahrung des Säuglings, die Muttermilch.

Kohlenhydrate: Milchzucker, Getreide, Gemüse und Obst

40% der täglichen Kalorien sollte der Säugling in Form von Kohlenhydraten bekommen. Das entspricht genau dem Anteil des Milchzuckers (Lactose) in der Muttermilch. In industriell und im Haushalt hergestellter Milchnahrung kann dieser Anteil auch von anderen Kohlenhydraten gedeckt werden: von verschiedenen Zuckersorten oder aber von Stärkemehlen (Seite 37).
Mit zunehmendem Alter sollte der Kohlenhydratanteil auf 45 bis 50% steigen. Gemüse, Obst, Kartoffeln und alle Getreidearten decken in zunehmendem Maße den Bedarf und liefern andere wichtige Substanzen wie Mineralstoffe, Vitamine und Ballaststoffe.
Während zu Beginn des ersten Lebensjahres Zucker und Speisestärke unbedingt wegen ihrer chemischen Reinheit in der Ernährung entsprechend den Rezepturen verwendet werden sollten, können diese Produkte gegen Ende des Jahres vom Speisezettel verschwinden. Denn dann ist die »Reinheit« von Nachteil: Nun braucht das Kind mehr Vitamine, Mineral- und Ballaststoffe. Und die sind in ausreichendem Maße nur in Gemüse, Kartoffeln, Obst und Vollkorn enthalten. Auch sättigen diese Lebensmittel weit besser und nachhaltiger als Zucker und weißes Mehl oder Stärke. Denn ihre Verdauung ist auf-

wendiger: Die Zufuhr der Nährstoffe erfolgt über einen größeren Zeitraum verteilt, und der Hunger meldet sich so schnell nicht wieder.
Nicht zu vergessen: Die ersten Zähnchen sind bereits da und können schon durch Zucker die ersten Schäden bekommen. Ein schlimmes Beispiel dafür ist die Karies an den Schneidezähnen, die schon bei kleinen Kindern durch ständiges Trinken von gesüßten Tees auftritt.
Honig, oft als Alternative zu Zucker angepriesen, hat den gleichen negativen Einfluß auf die Mundflora. Für das kleine Baby ist er nicht zu empfehlen: seine aromatischen Säuren und Unreinheiten sind für den unausgereiften Organismus noch zuviel. Gleiches gilt für das sehr vitamin- und mineralstoffreiche Zuckerrohrgranulat. Nach dem achten Monat können beide Süßungsmittel aber den Zucker ersetzen und in Maßen verarbeitet werden.
Doch probieren Sie immer, ob Ihnen die Speisen nicht zu süß geraten: der Geschmackssinn des Kindes sollte sich nicht auf eine überhöhte Süße einstellen. Normalerweise reicht ihm das natürliche süße Aroma von Früchten und Milch.

Fett: Butter und Keimöl

Muttermilch enthält 50% Fett – ein erheblich höherer Anteil als in der Erwachsenenernährung, in der 30% empfohlen werden. Säuglinge benötigen eine fettreiche Kost, weil Fett mit wenig Masse schon sehr viel Energie liefert. Der Babymagen ist klein, sein Bedarf aber groß – Fett löst dieses Problem. Zudem enthält es die fettlöslichen Vitamine A, D, E, K (Seite 13) und die ungesättigten Fettsäuren – beides Substanzen , auf deren Zufuhr der Körper angewiesen ist. Wenn nicht gestillt wird, sollte in den ersten vier Monaten ein gutes Keimöl in der selbst zubereiteten Milchnahrung den Fettbedarf decken.

Erst nach dem vierten Monat, sollte Butter verwendet werden. Gegen Ende des ersten Lebensjahres reduziert sich der Fettanteil der Nahrung allmählich auf 40 bis 35%. Er sollte zur Hälfte durch tierische Fette, allen voran Butter, und zur Hälfte durch pflanzliche Öle gedeckt werden. Margarine sollte nur verwendet werden, wenn sie ausdrücklich auf der Packung als ungehärtet deklariert wird. Tierische Fette sind versteckt in Fleisch und Wurstprodukten. Diese Fette sind weniger wertvoll. Das Fett im Eigelb ist dagegen sehr vitaminhaltig.

Milch und Milchprodukte enthalten ebenfalls in ihrem Fettanteil viele Vitamine. Deshalb in diesem Fall keineswegs zu fettarmen Sorten greifen, sondern nur Produkte mit 3,5% Fett wählen. Auch Sahne, Crème fraîche und Sauerrahm sind für die Kost gegen Ende des ersten Jahres geeignet. Ihr Kind soll tatsächlich mehr Fett zu sich nehmen als Sie! Wenn Kalorien sparen, dann nicht hier, sondern bei Süßigkeiten und zuckerhaltigen Getränken. Kaltgepreßte Öle enthalten viel ungesättigte Fettsäuren. Das macht sie besonders wertvoll. Doch sind auch noch aromatische Substanzen wie Säuren enthalten, die für den jungen Säugling bedenklich sind. Deshalb zunächst nur einfache Keimöle geben. Nach dem zehnten Monat können Sie dann allmählich auf Kaltpreßöle umstellen.

Eiweiß: Milchprodukte, Ei, Fleisch, Kartoffeln und Getreide

Zwischen 10 und 15% Eiweiß sollte die Säuglingskost enthalten – mehr nicht. Die Muttermilch enthält sogar noch weniger Eiweiß. Dafür wird sie aber vom Kind fast vollständig verwertet, und ihre Zusammensetzung entspricht genau dem kindlichen Bedarf.

In der künstlichen Säuglingsmilchnahrung sind Kuhmilch oder Soja die Eiweißquellen. In den ersten Monaten können durch artfremde Eiweiße noch Allergien ausgelöst werden. Sind Sie oder Ihr Mann Allergiker, sollten Sie sicherheitshalber zu Sojaprodukten greifen (Seite 27, 33).

Mit Einführung der Beikost wird die Palette der eiweißhaltigen Lebensmittel größer: Fleisch, Kartoffeln und Vollkornflocken werden schon vertragen.

Am besten ist es, wenn das Eiweiß zur Hälfte aus tierischen Produkten wie Milch, Fleisch und Ei und zur Hälfte aus pflanzlichen Quellen wie Kartoffeln und Getreide stammt. Am gesündesten ist eine Kombination dieser Nahrungsmittel, denn ihre Bausteine ergänzen sich so, daß sie den Bedürfnissen Ihres Kindes entsprechen. Die »Biologische Wertigkeit« ist ein Maß für diese möglichst hohe Bedarfsdeckung.

Hier die günstigsten Kombinationen:

Optimale Lebensmittelkombination erhöht die »biologische Wertigkeit«

	Milchprodukte	Eier	Getreideprodukte	Mais	Kartoffeln	Hülsenfrüchte	Nüsse, Samen
Milchprodukte							
Eier							
Getreideprodukte							
Mais							
Kartoffeln							
Hülsenfrüchte							
Nüsse, Samen							

Flüssigkeit

Relativ gesehen, benötigt der Säugling viel Flüssigkeit: 140 bis 180 ml pro Kilogramm Körpergewicht in den ersten drei Monaten. Bis zum ersten Lebensjahr verringert sich dieser Bedarf alle drei Monate etwa auf 130 bis 150 ml, 120 bis 145 ml und endlich auf 120 bis 135 ml pro Kilogramm Körpergewicht. Ein Erwachsener benötigt dagegen nur etwa 30 bis 40 ml pro Kilogramm! Woher dieser große Unterschied? Die Niere kann noch nicht so stark »konzentrieren« und die meiste Flüssigkeit verliert der Säugling über Lunge und Haut. Wenn Sie Ihr Baby voll stillen, wird der Bedarf über die Milch ausreichend gedeckt: sie brauchen keinesfalls zusätzlich Flüssigkeit zu geben. Doch wenn Ihr Baby die Flasche bekommt und es im Sommer stark schwitzt, dann kann wenig ungesüßter Tee sinnvoll sein. Auch bei Fieber, Durchfall und Erbrechen steigert sich der Flüssigkeitsbedarf erheblich (Seite 25, 26). Doch lassen Sie die Teeflasche nicht zum Schnullerersatz werden.
Säfte sind übrigens zum Durstlöschen nicht geeignet: sie enthalten zuviel Zucker und entsprechen eher kleinen Zwischenmahlzeiten. Zusätzlich zur Milch sollten am besten nur Wasser oder dünne, frisch gebrühte, ungesüßte Tees gegeben werden. Wenn in Ihrem Haus alte Bleirohre in Betrieb sind, sollten Sie das Wasser vor der Entnahme immer 3 bis 5 Minuten laufen lassen, um gelöste Schwermetalle erst einmal ablaufen zu lassen. Und wenn der Nitratgehalt des Wassers über 50 mg pro Liter liegt (beim Wasserwerk nachfragen!), sollten Sie Mineralwässer mit dem Vermerk »Zur Bereitung von Säuglingsnahrung geeignet« bevorzugen (Seite 23).

Vitamine

Beim Säugling ist der Bedarf an Vitaminen sehr hoch, denn sein Stoffwechsel ist durch das ungeheuere Wachstum äußerst aktiv. Eine Vitamin-Unterversorgung kann zu bleibenden körperlichen Schäden führen. Bis zum vierten Monat bekommen voll gestillte Säuglinge mit der Muttermilch wirklich alles, was sie brauchen – nur die Gabe von Vitamin D empfiehlt sich in jedem Fall.

Vitamin C (Ascorbinsäure) ist an der Bildung des Bindegewebes beteiligt und fördert die Eisenaufnahme. Ein Mangel kann zu Infektanfälligkeit und schlimmstenfalls zu Blutungen unter der Knochenhaut führen. Da Muttermilch sehr Vitamin C-reich ist – vor allem, wenn sich die Mutter bewußt ernährt –, ist die Versorgung gestillter Kinder bestens. Ernähren Sie Ihr Kind mit selbstzubereiteter Babymilch, dann müssen Sie bereits mit 6 Wochen löffelweise Karottenoder frisch gepreßten Orangensaft füttern. Babymilchnahrung enthält dagegen ausreichende Vitamin-C-Zusätze. Wenn Sie dann ab dem vierten Monat Obst und Gemüse frisch zubereiten, wird Ihr Kind ausreichend versorgt.
Die B-Vitamine (B1, B2, B6, B12, Folsäure, Niacin) spielen eine Schlüsselrolle im allgemeinen Stoffwechsel, in der Kohlenhydrat- und Eiweißverwertung und bei der Bildung der roten Blutkörperchen. Der Bedarf an diesen Stoffen wird durch Muttermilch, später Kuhmilch, Vollkornflocken und Fleisch ausreichend gedeckt. Wenn Sie strenge Vegetarierin sind und voll stillen, kann Ihr Kind einen akuten Vitamin-B12-Mangel bekommen, der behandelt werden muß.
Bei allen wasserlöslichen Vitaminen (C, B-Gruppe, Biotin), außer bei B12, wird ein Zuviel wieder ausgeschieden. Große Vorräte im Körper können nicht angelegt werden. Eine regelmäßige Versorgung ist deshalb wichtig.

Anders bei den fettlöslichen Vitaminen (A, D, E, K): Hier können extreme Überdosierungen sogar zur Vergiftung führen, andererseits werden Vorräte im Fettgewebe gespeichert und sichern die Versorgung auch für längere Zeit.

Vitamin A (Retinol) benötigen die Säuglinge erst ab dem vierten Monat – so lange reicht das Depot, das bereits im Mutterleib angelegt wurde. Wichtig ist Vitamin A für den Aufbau der Haut und die Regeneration des Sehpurpurs. Enthalten ist es in der Vorstufe als Karotin in Gemüse – vor allem in Karotten. Auch in Käse, Ei und Leber kommt es vor. Da es vom Organismus nur in Gegenwart von Fett aufgenommen werden kann, führt eine fett- und gemüsearme Ernährung manchmal zu Unterversorgung.

Vitamin D ist das kritischste Vitamin während des ersten Lebensjahres. Deshalb wird es jedem Säugling – gleich, ob gestillt oder Flaschenkind – in Tablettenform verordnet, meist als Kombinationspräparat mit Fluor. Vitamin D fördert den Einbau von Calcium und Phosphor in die Knochen. Ein Mangel führt dazu, daß die Knochen weich werden und sich verformen: es kommt zur Rachitis. Vitamin D kommt zwar in Ei, Lebertran, Seefisch und Milch vor, doch die entscheidende Menge wird in der Haut unter direkter Sonneneinstrahlung gebildet. In unseren Breiten reicht das UV-Licht besonders in den kalten Jahreszeiten nicht aus, um genügend Vitamin D zu bilden. Deshalb sollten Sie in jedem Fall die Tabletten nach Dosierung des Kinderarztes geben. Lassen Sie im Sommer Ihr Kind in Licht und Sonne schwelgen, legen Sie Ihren Jahresurlaub nach Möglichkeit in die sonnenreiche Zeit. Damit tun Sie für die Gesundheit Ihres Kindes sicher das Beste.

Vitamin E, das die ungesättigten Fettsäuren schützt, ist in Muttermilch und in Babymilchnahrung reichlich enthalten. Später wird der Bedarf mit Kaltpreßölen gedeckt.

Vitamin K ist verantwortlich für eine gute Blutgerinnung. Es wird im Dickdarm von Kolibakterien gebildet, diese treten aber erst auf, wenn Ihr Kind Kuhmilch bekommt. Bis dahin zehrt das Baby von dem kleinen Vorrat, den es bei der Geburt mitbringt.

Mineralstoffe

Sie sind im Organismus gleichzeitig Bausteine, Bestandteile von Vitaminen und Enzymen sowie Inhaltsstoffe der Körperflüssigkeiten. Gerade für einen Organismus, der sich im Aufbau befindet, sind sie besonders wichtig. Gleichzeitig stellen besonders die Mineralstoffe die höchsten Ansprüche an die Nieren. Ein Zuviel kann schädlich sein.

Natrium, Kalium und Chlor stehen sich inner- und außerhalb der Zellen im Gleichgewicht gegenüber, sind an der Muskelkontraktion beteiligt und übernehmen noch einige andere wichtige Funktionen. Säuglinge sind im ganzen ersten Lebensjahr so gut versorgt, daß sich eine zusätzliche Zufuhr von Natrium-Chlorid, also Speisesalz, streng verbietet. Die Nieren würden dadurch unnötig belastet. Kalium dagegen wird vor allem durch Kartoffeln, Obst und Gemüse in natürlicher Dosierung später zugeführt.

Calcium und Phosphor sind Bausteine für Knochen und Zähne. Sie sind in jeder Art von Milch enthalten. Nur reine Sojamilch beinhaltet nicht genug dieser Substanzen – Sie sollten bei Allergie deshalb nur speziell für Säuglinge hergestellte vegetarische Milch geben (Seite 33).

Eisen ist notwendig zur Bildung der roten Blutkörperchen und damit zur Sauerstoffversorgung des ganzen Körpers. Da sich die Blutmenge des Neugeborenen im ersten Lebensjahr beträchtlich erhöht, ist der Bedarf sehr hoch. Bis zum vierten Monat kann das Kind noch auf die Vorräte zurückgreifen, die es in seiner Embryonalzeit anlegte. Dann jedoch wird es knapp, selbst bei voll gestillten Kindern. Am besten versorgt Fleisch den menschlichen Körper mit Eisen, denn es liegt dort reichlich, in einer für den Menschen günstigen Form, vor. Aus diesem Grund plädieren die Kinderärzte für Fleischzusätze zum Gemüsebrei ab dem fünften Monat. Verbessert wird die Aufnahme, wenn gleichzeitig Vitamin C vorhanden ist. Deshalb das Fleisch immer zusammen mit Gemüse geben oder den Brei mit einem Teelöffel Orangensaft abschmecken. Ein- bis zweimal pro Monat können Sie das Fleisch durch Leber ersetzen. Auch Vollkornflocken, Spinat, Schwarzwurzeln und Aprikosen tragen zur Eisen-Versorgung bei. Kupfer ist ebenfalls wichtiger Bestandteil des Blutes, wird jedoch in viel kleineren Mengen benötigt. Gestillte Säuglinge werden über die Muttermilch gut versorgt, ansonsten sind Vollkorn, Leber, Banane und Spinat gute Kupferquellen.

Fluor ist Bestandteil der Zähne, wird eingelagert und schützt in gewissem Umfang vor Karies. Da gerade im Binnenland das Trinkwasser zu wenig Fluor enthält, sollten Sie entsprechend den Empfehlungen der Kinderärzte Fluor in Tabletten zugeben.
Jod ist zur Bildung der Schilddrüsenhormone (Thyroxin, Trijodthyronin) notwendig. Im Binnenland ist die Versorgung häufig unzureichend. Dann kann es zu Entwicklungs- und Wachstumsstörungen kommen. Wenn Sie stillen, können Sie über die Ernährung (jodiertes Speisesalz, Seefisch) einem Mangel bei Ihrem Kind vorbeugen. Fertiger Säuglingsmilchnahrung wird das nötige Jod zugesetzt. Nach dem Übergang zur Kleinkindkost sollten Sie aber grundsätzlich nur jodiertes Salz verwenden und auch Seefisch in den Speiseplan aufnehemen. Die Versorgung mit den übrigen Mineralstoffen ist zunächst durch die Milchnahrung, später vor allem durch Gemüse gewährleistet.

Wünschenswerte tägliche Zufuhr von Vitaminen, Mineralstoffen und Spurenelementen im

	Vit. A (mg-Äquiv.)	Vit. D (μg)	Vit. E (mgα-Tocopherol-Äquiv.)	Vit. B_1 (mg)	Vit. B_2 (mg)	Niacin (mg-Äquiv.)	Vit. B_6 (mg)	Folsäure (μg)
1. Halbjahr	0,42	10[a]	4	0,4	0,3	5	0,3	50
2. Halbjahr	0,40	10	5	0,5	0,5	8	0,4	50

[a] = 400 i. E.

Säuglingsalter (in Anlehnung an „Recommended Dietary Allowances", Washington 1973)

Vit. B_{12} (μg)	Vit. C (mg)	Calcium (mg)	Phosphor (mg)	Magnesium (mg)	Eisen (mg)	Kupfer (mg)	Zink (mg)	Jod (μg)
0,3	35	360	240	60	10	0,6	3	40
0,3	35	540	400	70	15	0,7	5	45

Quelle: Die Ernährung des Säuglings, 28. Nachdruck der DGE, Deutsche Gesellschaft für Ernährung, Frankfurt.

Richtig essen will gelernt sein

Im Laufe des ersten Jahres macht Ihr Kind auf allen Gebieten eine rasante Entwicklung durch. Jetzt prägt sich das Ernährungsverhalten. Dieses ist uns nicht angeboren – bewußt und unbewußt nehmen wir es im Laufe unseres Lebens an. Der Lernprozeß beginnt bereits in den ersten Lebensminuten: das Baby beginnt, geleitet von seinem angeborenen Reflex, zu saugen. Sie, die Mutter, legen es an, geben ihm Anleitung und Gelegenheit zu lernen. Und so wird es bleiben: die natürlichen Anlagen sind da, doch sie müssen von Ihnen gefördert und ausgebildet werden. Wenn diese Kommunikation nicht funktioniert, kann es leicht zu Störungen im Ernährungsverhalten und auch in der allgemeinen Psyche kommen. Denn gerade in den ersten Lebensmonaten während des Stillens hat Nahrungsaufnahme sehr viel mit dem Entstehen der Mutter-Kind-Bindung, mit Zärtlichkeit und Wärme zu tun. Sie befriedigen ja nicht nur den puren Hunger des Kindes, sondern erfüllen gleichzeitig seinen Wunsch nach Nähe und Berührung. Und wenn alles richtig läuft, baut sich zwischen Ihnen und Ihrem Kind eine positive Beziehung auf: Sie empfinden, daß Sie Ihrem Kind gut tun, und Ihr Kind wiederum fühlt sich in Ihrer Zuwendung geborgen. Ganz so ideal und störungsfrei läuft es natürlich nicht immer ab. Doch wenn Sie sich einmal klargemacht haben, welche Tragweite das Nähren des Kindes – auch mit der Flasche – hat, dann werden Sie sicher bewußt auf diese Beziehung eingehen. Diese emotionale Beziehung ist jedoch nur eine Seite der Nahrungsaufnahme. Die Kehrseite besteht schlicht und einfach aus purer Technik, Regeln, Gewohnheit und Benimm. Auch dies ist wichtig, denn Essen ist eine soziale Angelegenheit, die Familien und Menschen überhaupt verbindet. Es ist später für Ihr Kind durchaus wichtig, am Tisch eine gute Figur zu machen – ohne dressiert zu sein. Lassen Sie es, sobald es alleine sitzen kann, mit am Familientisch sitzen (Seite 51). Und zwar an seinem Stammplatz mit seinem Set, seinem Teller, seinem Löffel. Ein wenig – oder auch mehr – »Schmirage« müssen Sie schon in Kauf nehmen, bis Ihr Kind Routine hat. Doch lassen Sie es nicht mit dem Essen mutwillig spielen. Sobald Krümel durch die Luft fliegen, sollten Sie ruhig massiv werden – das stört keinen gesunden Eßinstinkt – im Gegenteil. Ein bestimmter Eßrhythmus gehört zu einer gesunden Ernährung. Er schränkt das Kind nicht ein, sondern gibt ihm Geborgenheit und Bestätigung, läßt die Mahlzeit zu einer Institution werden. Je bewußter Sie diese Dinge jetzt schon angehen, desto leichter werden Sie es mit Ihrem Kind später haben.

Brust ja – Flasche nein!

Sie müssen oder möchten langsam eine Brustmahlzeit durch die Flasche ersetzen. Ihr Kind, bisher ein begeisterter Esser, verweigert strikt jede Nahrung aus der Flasche und hungert sich lieber bis zur nächsten Mahlzeit durch.
● Übertragen Sie die Aufgabe, das Baby an die Flasche zu gewöhnen, am besten einem Dritten. Denn Ihre Nähe läßt das Kind auf der natürlichen, gewohnten Quelle bestehen. Zudem sind Ihre Nerven im Augenblick dieser geduldigen Entwöhnung sicher nicht gewachsen.
● Benetzen Sie den Sauger mit der Milch, damit das Baby erst gar nicht Gummi, sondern gleich Milch schmeckt und drücken Sie leicht auf den Schnuller, wenn er im Mund des Babys ist.
● Vielleicht mißfällt dem Baby der geschmackliche Unterschied. Starten Sie einen Versuch mit abgepumpter Muttermilch. Und stellen Sie erst um, wenn Ihr Kind die Flasche akzeptiert.
● Stimmen die Lochgröße des Saugers und die Temperatur der Milch (Seite 34/Tip)?
● Wenn Ihr Kind 6 Monate alt ist, können Sie auch versuchen, ihm Flüssigkeit mit einem Löf-

fel einzuflößen. Eine Dauerlösung ist das aber jetzt noch nicht, denn sein Saugbedürfnis wird so nicht ausreichend befriedigt.
● Wenn es irgend geht, können Sie auch bis zum Ende des ersten Lebensjahres die Milchmahlzeit stillen. Dann kann Ihr Kind schon lernen, aus der Tasse zu trinken.

Wenn der Appetit nachts am größten ist . . .

3 bis 4 Monate sollten Sie Ihrem Kind die Nachtmahlzeit gönnen – vor allem, wenn es ausgesprochen zart ist. Doch wenn Ihr Baby gut zunimmt, wächst und gedeiht, kann es spätestens mit 4 bis 5 Monaten durchaus nachts ohne Essen auskommen.
● Oft hilft es schon, einige Nächte dem Kind ungesüßten Tee zu geben, wenn es schreit. Sie sollten dabei im Hintergrund bleiben. Überlassen Sie Ihrem Mann die Aufgabe.
● Ersetzen Sie die Abendmilch durch einen Milchbrei, den Sie auch mit der Flasche füttern können (Seite 43, 44). Er hält länger vor.
● Sorgen Sie dafür, daß Ihr Kind tagsüber alle seine Mahlzeiten bekommt. Notfalls müssen Sie es vielleicht auch einmal wecken. Denn sonst verschläft es den Tag und bekommt nachts seinen großen Hunger.
● Legen Sie dem Baby nachts eine (nicht zu heiße) Wärmeflasche ins Bett – es schläft dann besser.
● Baden Sie das Baby abends – das macht müde. Und lassen Sie seinen Tag ruhig ausklingen – also nicht bei laufendem Fernsehgerät oder Radio stillen!

Das Drama mit dem Löffel

Vor Ende des vierten Monats sollten Sie es mit dem Löffel erst gar nicht versuchen. Denn Ihr Kind verfügt lediglich über einen Saugreflex – die Schluck-Kau-Bewegung bringt es noch nicht zustande. Ein Löffel löst dann nur Frustration und Ablehnung aus – und das unter Umständen langfristig. Wenn Sie allerdings Ihr Kind mit selbstgekochter Milchnahrung versorgen, müssen Sie ja bereits mit 6 Wochen Karotten- oder Fruchtsaft füttern. In diesem Fall sollten Sie den Saft mit in die Milch- oder Teeflasche geben. Wenn Ihrem Baby das noch gar nicht schmeckt, können Sie die Portion auch in eine Einweg-Spritze füllen (ohne Nadel natürlich) und portionsweise vom Mundwinkel her in die Mundhöhle träufeln. Die Milchflasche immer gleich hinterherschieben, damit der Saft auch im Mund bleibt. Gleiches gilt auch für Medikamente. Das Kombinationspräparat aus Vitamin D und Fluor (Seite 13) sollten Sie, wenn Sie stillen, in etwas warmem Wasser oder ausgedrückter Muttermilch auflösen und dann füttern. Mit 4 bis 5 Monaten steht dann allerdings der Löffel auf dem Programm. Einige einfache Dinge helfen dabei:

Der erste Gemüsebrei läßt sich leicht mit wenigen Handgriffen aus frischen Zutaten herstellen. Die Bilder zeigen (von links nach rechts) die benötigten Zutaten und das Vorbereiten. Damit der Brei schön locker wird, werden die gedünsteten Karotten zusammen mit dem Fleisch püriert, die gekochten Kartoffeln werden zuerst mit der Butter zu feinem Püree zerstoßen und dann unter das Gemüse-Fleisch-Püree gemischt. Rezept Seite 40.

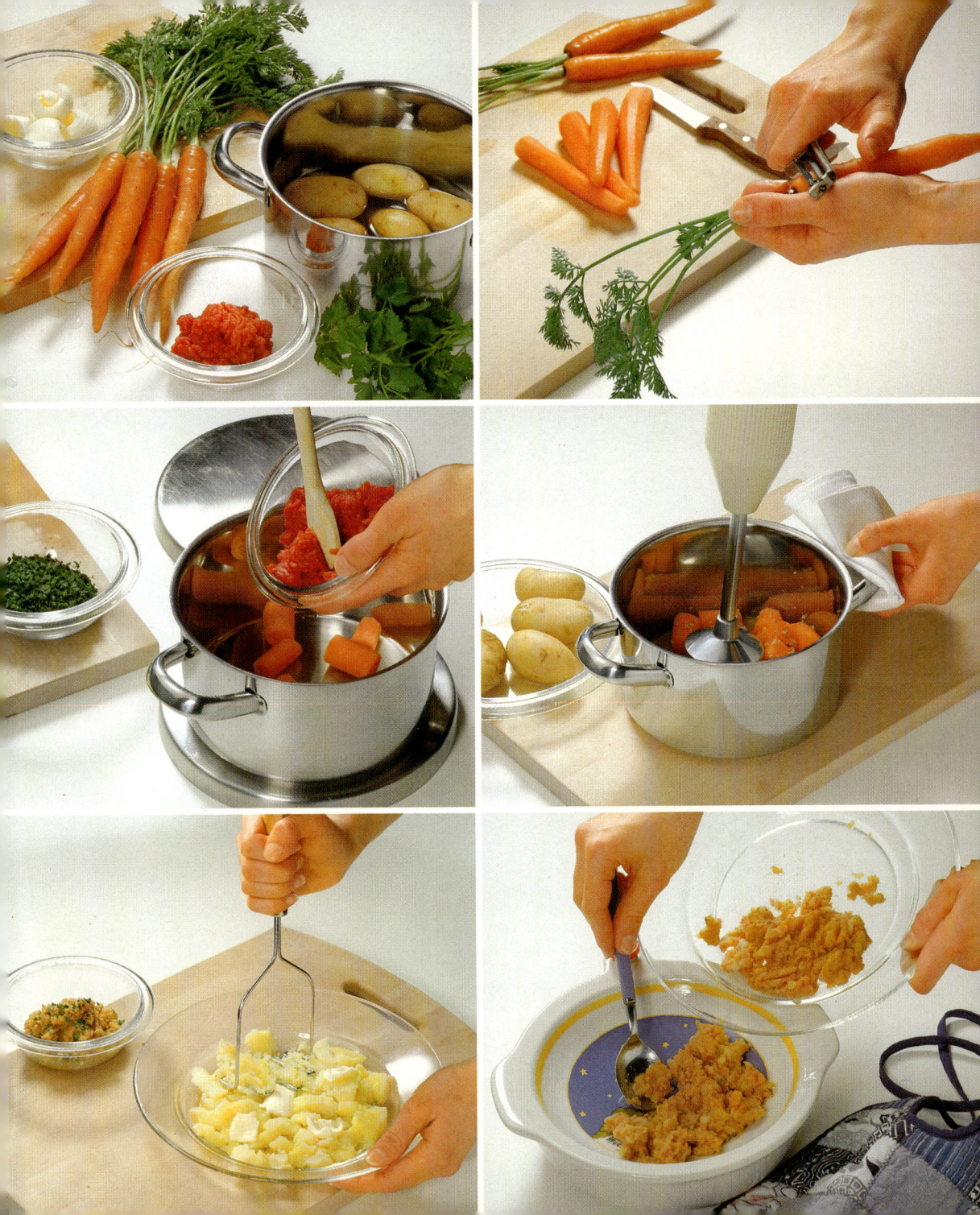

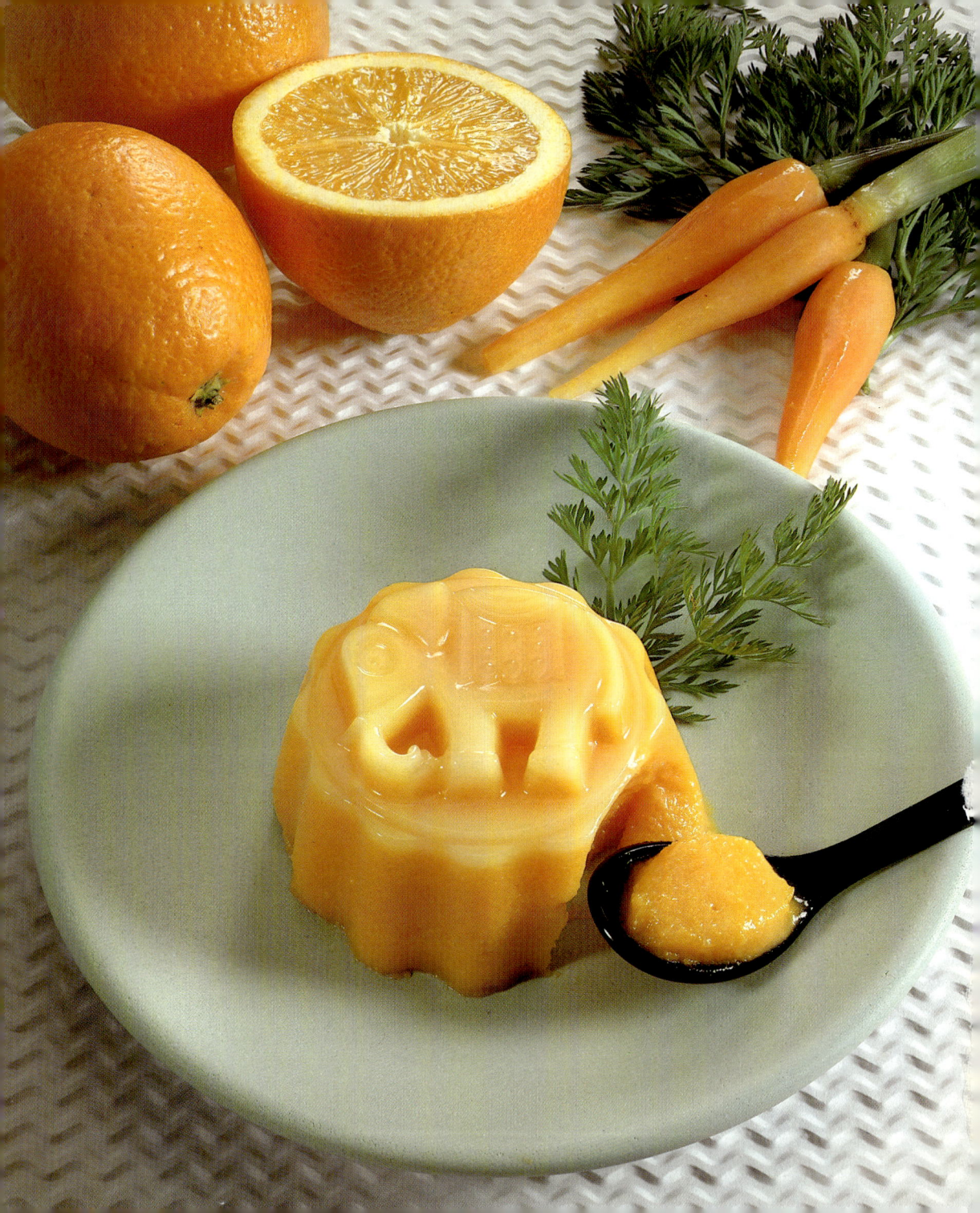

● Der Löffel sollte gerade, sehr schmal und flach sein. So kann das Kind zunächst den Brei auch lutschen – das erleichtert den Übergang vom Saugen.

● Fangen Sie mit 1 bis 2 Löffeln an und zwar während einer normalen Milchmahlzeit: ein richtig gieriges Mäulchen wird sich erst mit dem Löffel anfreunden, wenn der schlimmste Hunger gestillt ist. Ganz satt sollte Ihr Baby allerdings auch nicht sein, denn dann fehlt die Motivation.

● Ungewohnt ist für das Kind nicht nur der Geschmack, sondern auch die Konsistenz. Wird Karotten- oder Bananenmus abgelehnt, dann versuchen Sie einmal, Ihr Kind mit Saft auf den Geschmack zu bringen. Grundsätzlich sollten die ersten Löffelspeisen immer leicht süßlich sein – wie die Muttermilch.

● Starten Sie die ersten Versuche am besten in der Küche, denn anfangs geht manches daneben.

● Geduld und Ruhe ist bei den ersten Löffelübungen wichtig. Geben Sie daher nicht zu schnell auf – Sie tun Ihrem Kind damit keinen Gefallen. Denn die Weiterentwicklung auf diesem Gebiet zieht die Entwicklung auf anderen Gebieten nach sich.

◁ Babys haben eine ausgeprägte Vorliebe für leuchtende Farben. Dieser Karotten-Orangen-Pudding »rutscht« daher sicher ganz mühelos hinunter. Rezept Seite 56.

Das Kind will nicht essen!

Bei Säuglingen ist dieses Problem noch nicht so verbreitet. Doch gibt es auch trinkfaule Kinder.

● Dehnen Sie die Mahlzeiten auf 30 Minuten aus, lassen Sie das Kind öfter trinken. Denn wenn es kräftiger wird und gut zunimmt, kann es auch kräftiger saugen! Keinesfalls sollten Sie das Baby hungern lassen, damit es besser trinkt. Häufiger tritt die Eßfaulheit auf, wenn das heranwachsende Kind kauen muß.

● Geben Sie sich Mühe bei der Zubereitung des Breis, decken Sie den Tisch und nehmen Sie sich Zeit für's Füttern. Auch vor kleinen Finten wie Flugzeug imitieren (mit dem Löffel), Fingerspielen (. .wie das Fähnlein. .) und Abzählreimen sollten Sie nicht zurückschrecken. Mit der Zeit rutscht der Brei dann unmerklich.

● Daß Sie vor dem Essen oder zwischendurch Ihr Kind nicht mit Süßem, Brötchen oder Saft füttern, ist eigentlich selbstverständlich. Hier und da eine Apfelspalte zum Knabbern ist dagegen sinnvoll.

● Essen Sie so früh wie möglich gemeinsam mit dem Kind – ein gutes Vorbild ist noch immer am überzeugendsten.

● Manche Kinder sind sehr faul und wollen unbedingt noch gefüttert werden. Verweigern Sie es ihm nicht grundsätzlich: irgendwann wird es schon alleine essen.

● Andere sehen gerade den Reiz in der Selbständigkeit. Bremsen Sie diesen Drang nicht! Unterlegen Sie den Babystuhl mit abwaschbarer Folie, verwenden Sie überdimensional große Lätzchen und rüsten Sie Ihr Kind mit einem gebogenem Löffel aus. Und freuen Sie sich über den Eßeifer!

● Warmhalteteller, in die heißes Wasser gefüllt wird, sind gerade für langsame Esser wichtig – denn wer mag schon kalten Brei?

● Ganz wichtig ist eine entspannte, fröhliche Atmosphäre, bestimmte Riten wie fester Platz, ein Tischgebet, eigenes Geschirr. Lassen Sie den Eßtisch nicht zum Kampfplatz werden und tragen Sie Konflikte nicht über den Teller aus.

● Solange die Kost Ihres Kindes ausgewogen ist und es normal zunimmt, brauchen Sie sich überhaupt keine Sorgen zu machen! Zarte, ruhige Kinder brauchen weniger als stämmige Wildfänge. Lassen Sie sich nicht von den Großeltern oder lieben Freundinnen verrückt machen.

Wie lange stillen?

Ausschließlich, also voll, stillen sollten Sie 4 bis höchstens 6 Monate. Die Milch reicht dann nicht mehr aus. Entwicklungsmäßig ist es wichtig, daß das Kind auch Löffeln lernt. Die wachsenden Zähne in der Kauleiste brauchen Gegendruck. Und was noch viel wichtiger ist: der ausschließliche Bezug zur Mutter sollte sich langsam lockern.

Morgens und abends können Sie natürlich weiterstillen – bis Ihr Kind gegen Ende des ersten Jahres aus dem Becher trinken kann. Sie umgehen so die Flasche und können dann gleich frische Vollmilch geben.

● Es gibt Mütter, die jahrelang stillen. Das ist sicher nicht schädlich – wenn die Milch nicht zu hoch belastet ist (Seite 22). Doch dem Kind fällt es schwer, sich zu lösen. Körperlich zehrt zudem jahrelanges Stillen die Mutter völlig aus. Trotzdem: Wenn Sie das Gefühl haben, es tut Ihnen und dem Kind gut, lassen Sie sich Zeit mit dem Abstillen.

● Besondere physische und psychische Vorteile bringt das Stillen jenseits des ersten Lebensjahres allerdings nicht.

Mein Kind ist zu dick!

Wenn Sie voll stillen, ist das in den Augen der Wissenschaft schlechthin unmöglich: ein gestilltes Kind wird nie zu dick. Sein Sättigungsgefühl steht mit der idealen Menge Muttermilch im Einklang. Doch wenn Sie schon Beikost oder Milchnahrung geben, kommt eine Überfütterung schon einmal vor. Schlagen Sie erst einmal die Kurve auf Seite 9 auf und sehen Sie nach, ob das Gewicht Ihres Babys tatsächlich über dem richtigen Bereich liegt. Wenn ja, dann sollten Sie versuchen, die weitere Gewichtszunahme etwas zu verlangsamen – jedoch ohne Ihrem Baby eine Diät zu verordnen.

● Sorgen Sie in jedem Fall dafür, daß das Baby weiterhin seine volle Ration Milch und Brei bekommt – aber nicht mehr. Denn zuviel Milch (Ende des ersten Lebensjahres nicht über ½ l pro Tag) kann dazu führen, daß der kindliche Körper zu viel Wasser einlagert, zuviel Brei liefert einen Überschuß an Kalorien.

● Geben Sie Ihrem Kind statt Fruchtsaft Tee ohne Zucker oder Wasser, wenn es durstig ist.

● Streichen Sie alle Extras vom Zwieback bis zum Keks.

● Schreiben Sie einmal auf, was Ihr Kind an einem Tag alles ißt – und vergleichen Sie das mit den altersentsprechenden Empfehlungen (Seite 9).

● Überprüfen Sie einmal, ob Sie das Schreien Ihres Kindes falsch als Ausdruck von Hunger oder Durst verstehen. Vielleicht hat es Schmerzen oder möchte einfach ein wenig Gesellschaft haben. Versuchen Sie, es mit kleinen Spielen von der Flasche abzulenken und zu beruhigen.

● Sollte Ihr Kind unersättlich sein und bei normaler Ernährung vor Hunger lauthals brüllen, sprechen Sie mit Ihrem Kinderarzt: er kann ein Quellmittel verschreiben, das Sie der Milch vorübergehend zusetzen können, bis sich das Gewicht des Kindes normalisiert hat.

Große Probleme mit kleinen Essern

Kaum eine Mutter bleibt davon verschont: bereits die ganz Kleinen entwickeln am Eßtisch Eigenheiten, die Sie an den Rand der Verzweiflung bringen. Sie möchten Ihr Kind gesund und vielseitig ernähren und es außerdem ganz allmählich für die Mahlzeiten am Familientisch reif machen. Das Kind aber spielt oft nicht mit. Es kommt zu regelrechten Machtkämpfen, die meist in einer Sackgasse enden.

Wir wollen die häufigsten Probleme aufgreifen und Ihnen sagen, welche Verhaltensweisen bedenklich sind oder ein gesundheitliches Risiko nach sich ziehen.

Wodurch Babys wund werden können

Bevor Sie die Nahrung in Betracht ziehen, sollten Sie prüfen, ob parfümierte Wegwerfwindeln, Waschmittelrückstände in Stoffwindeln, Seifen oder Cremes die Ursache sind.

● Wenn Sie stillen, können Bestandteile Ihrer Nahrung in die Milch übergehen und über den Stuhl die Haut des Babys reizen. Verzichten Sie erst einmal auf rohes, säurehaltiges Obst und Gemüse, bevorzugen Sie gegartes Gemüse, Kompott oder mildes Obst wie Apfel, Birne, Melone. Wenn sich diese Umstellung nicht spätestens nach einer Woche positiv auswirkt, müssen Sie weiter testen. Lassen Sie alles weg, worauf Sie selber leicht empfindlich reagieren. Stark reizend wirken oft Nüsse, Schokolade, Säfte, bestimmte Konservierungs- und Stabilisierungsstoffe in Fertigprodukten.

● Wenn Ihr Baby die Flasche bekommt, müssen Sie die Ursache direkt in der Babynahrung suchen: adaptierte Industrieprodukte sind in der Regel unbedenklich. Selbstgekochte Milch sollten Sie aber zunächst nur mit reiner Speisestärke, reinem Koch- oder Traubenzucker, reinem Keimöl (nicht kaltgepreßt) zubereiten – alles andere enthält zuviel Reizstoffe.

● Säfte können natürlich auch wund machen. Stellen Sie probeweise einmal Saft aus milden Äpfeln (Delicious) her. Drücken Sie Trauben durch ein Sieb. Oder entsaften Sie im Schnellkochtopf (Rezept Seite 70).

Mangelernährung durch einseitige Vorlieben?

In den ersten Monaten ist das noch kein Problem: die einseitige Vorliebe für Milch ist geradezu ideal für Mutter und Kind. Doch etwa mit 6 Monaten fängt die Qual der Wahl an. Wohl haben Untersuchungen gezeigt, daß einseitige Vorlieben der Kinder kommen und gehen und sich unter dem Strich ausgleichen. Doch zu oft bekomme ich Post von Müttern, deren Kinder noch mit 2 oder 3 Jahren kein Gemüse und Obst, dafür nur Milch, Pommes frites und Süßigkeiten essen. Wenn Sie im ersten Lebensjahr schon ein Auge für diese Entwicklung haben, können Sie sich später viele Sorgen ersparen. Sie sollten einerseits kein Drama aus bestimmten Ablehnungen machen, andererseits aber auch nicht nur dem Kind nachgeben: bieten Sie ihm immer wieder Varianten an, auch wenn's Mühe macht.

● Karotten und Kartoffeln mögen fast alle Kinder. Falls Ihr Kind diese Speisen ablehnt, sind Kohlrabi, Fenchel, Blumenkohl, Erbsen und Zucchini gute Alternativen. Ganz auf Kartoffeln sollten Sie aber nicht verzichten, sondern sie höchstens ab und zu durch Reis oder Getreidegrütze ersetzen.

● Bieten Sie Ihrem Kind statt des Gemüsebreis keinen süßen Ersatz, denn es soll sich mit der Zeit an den etwas herberen Gemüsegeschmack gewöhnen. Sie können den Brei höchstens mit

1 Löffel Bananenmus lieblich abschmecken.

● Lassen Sie die Ablehnung bestimmter Speisen nicht zum Machtkampf ausarten – auf die Dauer ziehen Sie doch den Kürzeren! Statt dessen lieber ablenken, die Speise mit Kräutern oder Obst variieren, die Anrichteweise ändern. Schöne Farben ziehen gerade kleine Kinder besonders an!

● Obst und Gemüse enthalten besonders viele wasserlösliche Vitamine und Mineralstoffe. Gleichzeitig liefern sie Ballaststoffe und sorgen dafür, daß die Kost nicht zu konzentriert, also kalorienreich, wird.

Wieviel muß Ihr Kind davon essen, um kein Defizit an wichtigen Nährstoffen zu erleiden? Kartoffeln sind durch nichts zu ersetzen: mindestens 3mal pro Woche sollten sie auf dem Speisezettel stehen. Da sie sich vielseitig zubereiten lassen, macht das sicher keine Probleme. Gemüse und Obst können notfalls gegenseitig ausgetauscht werden: mit 150 bis 200 g pro Tag lassen sich Mangelzustände ausschließen. Milch ist unersetzlich. Gegen Ende des ersten Lebensjahres lehnen manche Kinder Milch ab. Versuchen Sie es dann mit Joghurt oder Kefir – achten Sie aber darauf, daß dieser Ersatz nicht zuviel Zukker enthält und 3,5% Fettgehalt aufweist!

Die »süßen« Tanten ...

... sind der Schrecken jeder gesundheitsbewußten Mutter. Sie verderben die Eßsitten und bringen die Kleinen skrupellos auf den Geschmack von Bonbons, Schokolade und Keksen. Da hilft nur eines: alles einkassieren (und selber essen). Sie müssen nicht aus falscher Rücksichtnahme gute Miene zum bösen Spiel machen. Sagen Sie einfach, Ihr Kind sei noch zu klein für diese süßen Naschereien.

Vegetarische Kost?

Ganz streng vegetarische Ernährung verzichtet auf den Genuß jeglicher tierischer Nahrungsmittel, also auch auf Milchprodukte und Eier. Als Milchersatz dient Milch aus Sojabohnen, Mandeln oder Frischkorn.

● In den ersten Monaten bedeutet dies eine klare Überforderung des kindlichen Verdauungssystems.

● Es kommt zum Mangel an bestimmten Aminosäuren, die nur in tierischem Eiweiß ausreichend vorkommen, an Calcium, Vitamin D, B2 und B12. Und damit letztlich zu Blutarmut und Rachitis.

● Die Industrie stellt spezielle Babymilchnahrung auf Sojamilchbasis her, die in ihrer Zusammensetzung der Muttermilch angeglichen ist. Mit dieser Milch wird der Säugling gut versorgt, und es kommt zu keinem Mangel.

● Wird nur auf Fleisch und Eigelb verzichtet, ist lediglich die Versorgung des Kindes mit Eisen unzureichend. Das Enstehen bleibender Schäden dadurch konnte aber bis heute nicht nachgewiesen werden.

Rückstände in Muttermilch

Chemische Schadstoffe (DDT, Lindan, HCB, Heptachlor, Aldrin und PCB), die vor allem über den Pflanzenschutz in unsere Umwelt und Nahrung gelangten, haben sich in unserem Fettgewebe angereichert – wir können sie nicht abbauen. Sie gelangen jedoch in die Muttermilch – vor allem, wenn die Mutter nach der Entbindung stark abnimmt. Und so ist heute die ideale Babynahrung bereits belastet, und die Schadstoffe reichern sich ihrerseits im Körper des Babys an. Bis zum vierten Monat hält sich diese Belastung noch so in Grenzen, daß der Nutzen des Stillens bei weitem überwiegt.

● Wollen Sie nach dem vierten Monat weiterstillen, sollten Sie Ihre Milch bei dem zuständigen Untersuchungsamt analysieren lassen und in Rücksprache mit dem Kinderarzt über das weitere Stillen entscheiden. In manchen Bundesländern sind diese Analysen kostenlos.

● Besonders hoch belastet waren laut Untersuchungen Frauen,
– die viel Fleisch und Wurstwaren aßen, in denen die Substanzen auch angereichert sind;
– die in ihren Wohnorten ständiger chemischer Belastung ausgesetzt waren (beispielsweise Müllverbrennung);
– die am Arbeitsplatz mit Giften in Berührung kamen (Lackfabriken, Feldarbeit zum Zeitpunkt des Spritzens, blei- oder zinkverarbeitende Betriebe).
Trifft einer dieser Punkte auf Sie zu, sollten Sie die Milchuntersuchung auf den dritten Stillmonat vorziehen.

Nitrat: Wirkung und Grenzwerte

Nitrat ist eine natürliche Verbindung, die sowohl in Trinkwasser als auch in Gemüse vorkommt. Bei der Zubereitung oder im Körper wird es teilweise von Bakterien zu Nitrit umgewandelt. Und dieser Stoff verändert die roten Blutkörperchen so, daß diese keinen Sauerstoff mehr aufnehmen und transportieren können. Bei einem Säugling bis zu 3 Monaten geschieht dies doppelt so rasch wie bei einem Erwachsenen, sein Schutzsystem funktioniert noch nicht, und der Babymagen bildet so wenig Säure, daß er die nitriterzeugenden Bakterien nicht abtöten kann. Es kommt zur Blausucht, einer Unterver-

sorgung mit Sauerstoff. Je kleiner der Säugling, desto anfälliger ist er – mit einem Jahr liegt bei durchschnittlicher Nitratkonzentration dann keine Gefahr mehr vor.

● Wenn Sie nicht stillen, sollten Sie sich über den Nitratgehalt des Trinkwassers in Ihrem Bezirk beim Wasserwerk erkundigen: bei Werten unter 20 mg pro Liter können Sie es unbedenklich verwenden. Dann aber das in der Leitung stehende Wasser erst ablaufen lassen und das frisch entnommene direkt vor der Zubereitung der Milch 3 Minuten abkochen. Ansonsten wählen Sie Mineralwasser, das den Vermerk »Zur Zubereitung von Säuglingsernährung geeignet« trägt, das also höchstens 10 mg Nitrat, 20 mg Natrium und 1,5 mg Fluorid enthält. Behalten Sie dies für das ganze erste Lebensjahr bei. Nitrathaltiges Gemüse steht erst mit frühestens 4 Monaten auf dem Speiseplan, vorher wäre es tatsächlich nicht angebracht. Bereiten Sie die Babymilch aus Frischmilch zu, müssen Sie aber bereits ab der vierten bis sechsten Woche etwas Karottensaft zufüttern. Verwenden Sie in diesem Fall nur Produkte der Industrie – diese sind in Bezug auf den Nitratgehalt streng kontrolliert.

● Mehr als 75 mg Nitrat pro Kilogramm Produkt sind bis zum dritten Monat nicht zuträglich. Danach wird ein Grenzwert von 250 mg empfohlen.

● Da Nitrat bei längerem Stehen und Warmhalten verstärkt zu Nitrit abgebaut wird, soll Gemüse nur frisch zubereitet werden.

Sind die Zusatzstoffe bedenklich?

Entgegen vielen Vorurteilen enthält Babykost keine Konservierungsstoffe. Auf dem Gläschen werden alle Inhaltsstoffe aufgelistet – Sie können durchaus Produkte wählen, die völlig frei von Zusätzen sind. Doch auch diejenigen Stoffe, mit denen nicht diätetische Lebensmittel konserviert oder stabilisiert werden, sind nicht alle schädlich. Die Vitamine C und E beispielsweise zählen hierzu.

● Besorgen Sie sich am besten bei der Verbraucherberatung die Zutatenliste, um die E-Nummern entziffern zu können. (Oder fordern Sie die Broschüre »Achten Sie aufs Etikett!« an beim AID Auswertungs- und Informationsdienst für Ernährung, Landwirtschaft und Forsten e. V., Postfach 20 07 08, 5300 Bonn 2. Eine 80-Pfennig-Briefmarke beilegen.)

● Zusatzstoffe können - wie alle Lebensmittel - gerade im ersten Lebensjahr Allergien auslösen. Deshalb sollten Sie Ihr Kind in dieser Zeit soweit wie möglich mit zusatzstofffreien Lebensmitteln ernähren, um die Reizeinwirkung über die Nahrung gering zu halten.

Wie begegnet man radioaktiver Verseuchung?

Um es ganz hart zu sagen: wenn es uns trifft, können wir ihr nicht entgehen. Doch gilt zunächst einmal alles, was auf Seite 28 zur Reduzierung der Schadstoffe mit küchentechnischen Mitteln gesagt wurde, auch für den akuten Fall. Wenn die strahlenden Teilchen erst einmal in den Boden eingedrungen sind, hilft das aber nicht mehr viel.

● Über die Nahrungskette sind vor allem Fisch und Fleisch besonders stark belastet, denn sie reichern wie wir Menschen die strahlenden Substanzen in ihrem Körper an. Da wir insgesamt relativ wenig Fisch essen, bezieht sich die Einschränkung vor allem auf Fleisch. Bei unseren Empfehlungen brauchen Sie eine »Überdosie-

rung« nicht zu befürchten. Doch versuchen Sie, den Speiseplan in Richtung Gemüse, Getreide und Milchprodukte auszubauen.

● Unser Körper verfügt über Reparaturmechanismen: durch Strahlen geschädigte Zellen können so wieder regeneriert werden. Je ausgewogener und gesünder unsere Nahrung ist, desto besser funktioniert dieses System. Wir verfolgen mit diesem Buch das Ziel, Ihnen gesunde, angemessene Kost für Ihr Baby zu zeigen. Das ist die beste Vorbeugung gegen Umweltschäden, die es bis heute gibt.

Speihkind = Gedeihkind?

So etwas gibt es tatsächlich. Wenn Ihr Kind bei jeder Mahlzeit spuckt, aber dabei gut zunimmt und insgesamt einen zufriedenen Eindruck macht, können Sie diese Angewohnheit auf sich beruhen lassen. Doch oft hat Erbrechen einen ernsteren Hintergrund. Wenn es häufiger auftritt, wenn das Kind dabei nicht mehr zunimmt, dann muß zunächst der Kinderarzt organische Ursachen ausschließen.

● Sollte es sich um eine Infektion handeln, wird meist auch der Stuhl krankhaft verändert sein. In diesem Fall wird verfahren wie bei Durchfall: Weiterstillen beziehungsweise Heilnahrung oder Teepause.

● Es kann auch sein, daß Ihr hungriges Baby so hastig trinkt, daß es dabei zuviel Luft verschluckt. Und dann mit der Luft auch die Milch wieder von sich gibt. Lassen Sie Ihr Baby häufiger Bäuerchen machen, geben Sie sich Mühe, entspannt und ruhig zu sein. Versuchen Sie, mehrere kleine Mahlzeiten zu geben. Eventuell kann Ihnen der Kinderarzt ein Mittel verschreiben, das das Aufschäumen der Milch im Magen bremst.

● Spucken kann auch äußeres Anzeichen einer allergischen Reaktion sein. Bei Muttermilch kann dies nicht passieren. Aber wenn Sie Milchnahrung füttern, sollten Sie für einige Zeit auf Soja-Babymilchnahrung umstellen und die Wirkung beobachten. Bei Säuglingen, die bereits Brei bekommen, kann nur Beobachtung und Ausprobieren Rückschlüsse auf Allergien erlauben.

● Es gibt tatsächlich auch Kinder, die aus Langeweile spucken. Vielleicht probieren Sie es einmal mit einer kleinen Spielstunde.

Was hilft bei hartem Stuhl?

Solange Sie Ihr Kind voll stillen, gibt es da keine Probleme. Doch kann es nach Einführung der Beikost oder bei Ernährung mit künstlicher Milchnahrung zu einer regelrechten Verstopfung kommen. Oft beginnt ein Teufelskreis: der harte Stuhl tut dem Kind weh, deshalb hält es ihn zurück, dadurch wird er noch härter.

● Cremen Sie den Po dick mit Vaseline ein und drücken Sie auch etwas davon in den Darmausgang.

● Bereiten Sie Milchnahrung oder -brei mit 2 bis 3 Teelöffeln Malzextrakt statt Zucker zu.

● Wenn Ihr Kind schon Beikost erhält, geben Sie statt geriebenem Apfel und Banane eine eingeweichte, pürierte Trockenpflaume mit frischen Erdbeeren. Abführend wirkt auch ein Kompott von Aprikosen oder Rhabarber.

● Verwenden Sie Vollkornflocken, -zwieback und -brot, diese enthalten mehr Ballaststoffe.

● Sorgen Sie gleichzeitig dafür, daß Ihr Kind genügend trinkt.

● Geben Sie Ihrem Kind nicht mehr Milch als laut Ernährungsplan vorgesehen (Seite 32), sondern eher Wasser oder Tee.

● Rühren Sie den Nachmittagsbrei mit Joghurt an, der mit Bifidusbakterien geimpft ist (Bioghurt).

● Bei andauernder Verstopfung sollten Sie zum Kinderarzt gehen – sonst wird womöglich aus der harmlosen Störung eine lebenslange Last.

Durchfall ist gefährlich

Wenn Sie stillen, ist dünner Stuhl beim Baby völlig normal und kein Anlaß zur Sorge. Ist dies nicht der Fall, sollten Sie bei wäßrigem Stuhl in jedem Fall mit dem Arzt sprechen. Ein Durchfall kann schnell zu gefährlichen Flüssigkeitsverlusten führen. Doch wenn Ihr Kind im übrigen munter ist, kein Fieber hat und nicht erbricht, helfen oft schon einfache Hausmittel:

● Geben Sie Ihrem Kind als Obst ausschließlich fein zerdrückte Banane.

● Ersetzen Sie vorübergehend die Milchnahrung durch Reisschleim (Rezept Seite 34).

● Geben Sie statt Fencheltee dünnen, schwarzen Tee.

● Vermeiden Sie vorübergehend Fett in der Nahrung, und bereiten Sie die Breie mit Wasser statt mit Milch zu. Oft hilft auch ein Zusatz von Buttermilch zum Brei.

● Bei starkem Durchfall darf Ihr Kind 24 Stunden lang nichts essen, sondern nur gesüßten Tee trinken. Doch in diesem Fall muß unverzüglich der Arzt konsultiert werden!

Wenn das Baby Bauchweh hat

. . . leiden Sie mit. Denn das Wehgeschrei zerrt an den Nerven, und man fühlt sich so hilflos.

● Wenn Sie stillen, sollten Sie in Ihrer Nahrung alle blähenden, reizenden Speisen meiden.

● Manchmal hilft ein Fencheltee mit »Carminativum«-Tropfen oder eine zarte Bauchmassage mit Fenchelöl. Wenn Schaukeln oder Getragenwerden Ihrem Baby guttun, gehen Sie oder Ihr Mann darauf ein. Doch achten Sie ein wenig darauf, daß dies nicht zur ständigen Einrichtung wird.

● Ein Wechsel in der Babymilch kann ebenfalls Ursache für Bauchkrämpfe sein. Bleiben Sie bei der Marke, die Ihr Kind in der Klinik bekommen hat, und wechseln Sie in den ersten 6 Monaten nicht.

● Bauchschmerzen können auch Zeichen einer allergischen Reaktion sein. Wenn Sie stillen, ist das relativ unwahrscheinlich (es sei denn, Sie essen Lebensmittel, die bei Ihnen selbst allergische Reaktionen auslösen). Anderenfalls wäre wieder eine Umstellung auf Soja-Babymilch zu erwägen.

● Gerade die gefürchteten 3-Monats-Koliken können durchaus psychische Ursachen haben: Vielleicht entziehen Sie sich Ihrem Kind aus Überforderung oder Unsicherheit, oder es empfindet Spannungen in seiner Umwelt. Schuldgefühle machen in diesem Fall alles noch schlimmer. Bitten Sie lieber eine Freundin, mit Ihrem Baby einmal am Tag auszufahren, und entspannen Sie sich in der Zwischenzeit. Dann können Sie sich auch wieder auf Ihr Kind freuen.

● Vergessen Sie nicht: Ihr Kind schreit nie, um Sie zu ärgern – es hat immer eine Ursache dafür.

Fieber nimmt den Appetit

Wenn Kinder krank sind, bekommen sie meist sehr schnell hohes Fieber. Und sind dadurch recht apathisch und müde.

● Machen Sie sich keine Sorgen, wenn Ihr krankes Kind an ein oder zwei Tagen wenig ißt:

sein Körper muß sich mit der Krankheit auseinandersetzen, dabei belastet zuviel Nahrung.

● Wichtig ist eine ausreichende Flüssigkeitszufuhr: geben Sie dem kleinen Kranken stündlich etwas Tee, mit Traubenzucker gesüßt.

● Beim älteren Baby sollten Sie den Eiweißgehalt der Nahrung niedrig halten: ersetzen Sie die Milch teilweise durch Fruchtsäfte oder Traubenzuckertee, geben Sie ihm viel Obst- und Gemüsebrei.

● Wenn das Baby sehr matt ist, sollten Sie ihm auch den Brei so dünn machen, daß er durch's Fläschchen geht. Sie können auch für Tee und Milch ausnahmsweise Sauger mit größerer Lochung benutzen.

● Wenn Ihr Kind die Nahrung ablehnt, zwängen Sie sie nicht hinein. Nur ausreichend Flüssigkeit ist absolut notwendig.

● Ein fieberndes Kind gehört natürlich immer in ärztliche Behandlung.

Unverträglichkeit und Allergie

Während der ersten 6 Lebensmonate kann artfremdes Eiweiß - also jedes eiweißhaltige Lebensmittel außer Muttermilch - eine Überempfindlichkeit auslösen. Der Grund: die Darmschleimhaut ist noch viel durchlässiger als beim Erwachsenen, und so geraten auch große Eiweißmoleküle in die Blutbahn. Dort kann es zu einer Abwehrreaktion (Sensibilisierung) gegen die fremden Bausteine kommen. Sie kann sich durch Ausschläge, Bronchitis oder Asthma bemerkbar machen. Einmal sensibilisiert, kann der Körper eine Überempfindlichkeit gegenüber dem entsprechenden Stoff behalten. Die Neigung zu solchen allergischen Reaktionen kann, muß aber nicht erblich sein. Überdies verlieren sich Lebensmittelallergien, gerade bei Säuglingen, oft innerhalb einiger Zeit. Während dieser Periode muß aber das »Allergen«, das ist der Stoff, der die Reaktionen auslöst, gemieden werden.

Wenn Sie oder Ihr Partner Allergiker sind, wenn Sie schon ein »allergisches« Kind haben, sollten Sie sich die folgenden Ratschläge zu Herzen nehmen – Sie können damit den Ausbruch einer Allergie verhindern oder verzögern.

● Ein Säugling sollte mindestens 4, besser noch 6 Monate nicht mit artfremdem Eiweiß gefüttert werden. Das heißt: Stillen Sie so lange wie möglich ausschließlich voll. Besonders in den ersten Lebenstagen sollte Ihr Kind nur Ihre Milch bekommen. Allenfalls Tee mit Traubenzucker darf in dieser Zeit eventuelle Versorgungslücken schließen.

● Untersuchungen zeigten: je später ein Baby mit Beikost gefüttert wird, desto seltener reagiert es allergisch. 6 Monate sind hier die obere Grenze: von diesem Zeitpunkt an ist Beikost vernünftig und wichtig.

● Die Gefahr einer allergischen Reaktion steigt mit der Bandbreite der verschiedenen Nahrungsmittel. Sie sollten Ihr Kind also eher abwechslungsarm ernähren. Bevorzugen Sie Kartoffeln, Möhren, Äpfel und Bananen. Halten Sie sich anfangs an Reisflocken, später dann Haferflocken. Bleiben Sie bei einer Sorte Zwieback. Erst ab dem neunten Monat sollten Sie das Programm erweitern.

● Besondere Vorsicht ist bei eiweißhaltigen Lebensmitteln geboten: Nüsse, Eiweiß, Kuhmilch, Milchprodukte allgemein, Schokolade, Fisch und Sojaeiweiß, aber auch Tomaten und Zitronensaft.

● Wenn Sie nicht ausreichend Milch haben, füttern Sie Ihr Kind bei Verdacht auf eine Allergie mit Säuglingsmilchnahrung ohne Kuhmilcheiweiß. Mehrere Produkte aus Sojamilch sind im Handel.

Neuerdings wird auch eine Babymilch speziell für Allergiker hergestellt, bei der die Gefahr einer Sensibilisierung (Abwehrreaktion) äußerst gering ist. Wenn schon ganz früh zugefüttert werden muß, dann nur mit dieser Milch (Seite 33).

Zöliakie

ist eine – teilweise erblich bedingte – Überempfindlichkeit gegen das Eiweiß Gluten. Es ist vor allem in Getreide (Weizen, Roggen, Hafer, Gerste) enthalten und kann deshalb bereits sehr früh auf dem Speisezettel Ihres Babys auftauchen. Hat ein Kind Zöliakie, wird seine Darmschleimhaut durch den Kontakt mit Gluten geschädigt, die Verdauung funktioniert nicht mehr: es magert ab, hat dabei aber einen riesigen Bauch, seine Stühle sind voluminös, übelriechend, weißlich-fettig.

Diese Symptome verschwinden völlig, wenn das Kind glutenfrei ernährt wird.

● Ernähren Sie Ihr Kind in jedem Fall bis zum sechsten Lebensmonat glutenfrei. Denn bis zu diesem Alter ist Zöliakie noch sehr gefährlich. Das heißt: Weizen, Gerste, Hafer und Roggen sind vom Speiseplan gestrichen. Statt dessen können Sie Babymilch und -brei mit Reisflocken, Mais, Hirse, Speisestärke und glutenfreien Mehlmischungen zubereiten.

● Nach dem sechsten Monat sollten Sie Weizen in den Speiseplan einführen, um ausschließen zu können, daß Ihr Kind Zöliakie hat. Jetzt ist das nicht mehr lebensgefährlich.

● Sollte sich die Erkrankung wirklich zeigen, dann müssen Sie Ihr Kind glutenfrei ernähren – vielleicht nicht lebenslang, aber sicher einige Jahre. Lassen Sie sich in diesem Fall in Reformhäusern über das Angebot geeigneter Lebensmittel (vor allem Brot) informieren.

● Stillen Sie so lange wie möglich voll: Untersuchungen ergaben ein Zurückgehen der Zöliakie durch vermehrtes und längeres Stillen.

Die gesunde Babyküche

Erst die Zubereitung im Haushalt entscheidet oft über den tatsächlichen Nährwert der Speisen. Hier können Sie auch den Schadstoffgehalt von Obst und Gemüse durch richtiges Putzen und Waschen reduzieren.

Essen für Babys muß jedoch nicht nur gesund, es muß auch »kindgerecht« sein.

● Ein Baby hat viel feinere, unverbildetere Geschmacksnerven als ein Erwachsener: es empfindet alle Reize wie Salz, Gewürze, Härte, Krustigkeit viel intensiver als wir.

● Ein Baby kann noch nicht richtig kauen.

● Ein Kind ißt wohl weniger als wir, aber im Verhältnis zu seiner Größe muß es erheblich größere Mengen verzehren als ein Erwachsener.

● Der Flüssigkeitsbedarf eines Babys ist viel höher, sein Durstgefühl ist größer.

● Aus all diesen Gründen ißt ein Kind langsamer als ein Erwachsener.

Sie können eine Menge tun, damit es besser rutscht. Dazu gehört natürlich zunächst einmal die appetitliche Zubereitung – Babys haben schon einen ausgeprägten Farbensinn. Schmecken Sie mit zarten Kräutern ab – nicht mit Salz und scharfen Gewürzen. Außerdem sollten die Breie fein gemust und saftig sein.

Während des ersten Lebensjahres ändern sich die Ansprüche Ihres Kindes an die Nahrung schnell. Der Tabelle auf Seite 8 entnehmen Sie, was Ihr Kind in welchem Alter verträgt.

Schadstoffe reduzieren

Als Grundregel vorweg: alles, was Sie zubereiten, sollten Sie zuvor gründlich waschen, wenn möglich schälen beziehungsweise die Außenblätter entfernen. Denn viele Schadstoffe lagern sich auf und in der Schale ab. Schwermetalle geraten über die verschmutzte Luft, über Heu und anderes Tierfutter und über Kleinstlebewesen im Wasser in unsere Nahrung.

Eine gute Eisenversorgung erfüllt eine innere Schutzfunktion und die Aufnahme schädlicher Schwermetalle sinkt.

● Blei findet sich vor allem in Rinder- und Kalbsleber, Blatt- und Wurzelgemüse, verschiedenen Pilzen und Beeren. Ins Trinkwasser gerät es über alte Bleiwasserleitungen (Seite 12, 23). Blei lagert sich vorwiegend auf den Lebensmitteln ab, so daß durch Waschen und Schälen 30–70% des Bleis entfernt werden können.

● Cadmium reichert sich insbesondere in Rinder- und Schweineniere, Leber, Wildpilzen und Muscheln an. Durch Küchenbearbeitung lassen sich nur 10–15% des Cadmiums entfernen, da es sich gleichmäßig im Produkt verteilt.

● Quecksilber reichert sich vor allem in Niere und Leber vom Schwein und in Hasenleber an. Stark belastet sind Fische: Hai, Heilbutt, Thunfisch, Aal und Hecht.

Fazit: Niere nie, Leber nur alle 14 Tage und dann am besten vom Geflügel.

● Rückstände unerlaubter Medikamente in Fleisch kommen heute auch noch vor: verzichten Sie zur Sicherheit ganz auf Kalbfleisch. Bevorzugen Sie Fleisch aus Freilandhaltung.

● Nitrat ist ein natürlich vorkommender Stoff. Auf Seite 23 lesen Sie, wie es zu reduzieren ist.

● Oxalsäure kommt ebenfalls natürlich vor in Spinat, roter Bete und Rhabarber. Sie bindet Calcium und entzieht es so dem Körper. Kochen Sie diese Lebensmittel nur selten und immer in Verbindung mit calciumreichen Produkten (Milchprodukten).

● Solanin findet sich in grünen Bereichen der Oberfläche von Kartoffeln und Tomaten. Diese Stellen müssen Sie vor dem Garen immer entfernen, denn Solanin ist giftig.

● Braten, Toasten und Grillen ist im ersten Lebensjahr tabu – die Benzpyrene, die sich dabei bilden könnten, sind außerordentlich schädlich, der Röstgeschmack ist zu herb fürs Baby.

● Gepökelte (eingesalzene), geräucherte Fleischwaren sollten Sie ebenfalls meiden. Einmal, weil der Salzgehalt dieser Produkte für Säuglinge zu hoch ist. Außerdem enthält das Pökelsalz Nitrit. Dieses kann beim Braten oder Grillen zu Nitrosaminen werden, die krebserregend sind. Übrigens: auch ganz normale Fleischwürste, Lyoner, Wienerle sind immer gepökelt, häufig geräuchert!

Was heißt: ab 1. Monat?

Wenn wir sagen: ab 1. Monat, meinen wir damit: ab der 4. Woche.
Entsprechend heißt ab 2. Monat: ab der 8. Woche; und so weiter.

Schonend garen

Braten, Fritieren und Grillen kommt für Säuglinge noch nicht in Frage. Die schonendste Art der Zubereitung ist das Dünsten. Also das Garen mit ganz wenig Fett im eigenen Saft oder unter Zugabe von wenig Flüssigkeit bei schwacher Hitze. Es ist günstiger, mit wenig Fett zu dünsten und Butter oder Öl erst nach dem Garen zuzugeben. Garen Sie immer mit geschlossenem Deckel, denn Vitamine reagieren nicht nur auf Hitze empfindlich, sondern auch auf Luft und Licht. Kochen in Flüssigkeit ist nur dann sinnvoll, wenn diese anschließend mitverwendet wird, wie bei Suppen oder Saucen.
Eine weitere schonende Zubereitung ist das Garen in Folie. Auch Schnellkochtopf und Mikrowelle gehen sanft mit wertvollen Inhaltsstoffen um. Sie müssen sich aber genau an die Angaben der Hersteller halten, sonst garen Sie die Speisen zu lange, und das wiederum bedeutet einen hohen Nährstoffverlust.

Richtig würzen

Salz ist im ersten Lebensjahr tabu. Machen Sie also nicht den Fehler, die Speisen nach Ihrem Geschmack zu würzen: das ist für den Babymagen viel zu scharf. Geben Sie frische, fein gehackte Kräuter an die Speisen. Auch Butter und feine Keimöle haben einen pikanten Eigengeschmack. Sie können auch mit etwas Bananenmus, ein wenig Orangensaft, einer zerdrückten Erdbeere dem Gemüsebrei eine süßliche Note verleihen. Doch soll Ihr Kind auch lernen, wie Kartoffeln, Karotten, Blumenkohl ohne weitere Zusätze schmecken.

Babykost zerkleinern

Der Grad des Musens ist sehr wichtig: aus sehr fein pürierter Kost kann der kindliche Darm viel mehr Nährstoffe verwerten als aus grob zerdrückten Speisen. Deshalb sollten Sie jetzt eine Moulinette, einen Mixer oder einen Pürierstab kaufen. Denn alles durch die »Flotte Lotte« zu passieren ist höchst mühsam und nicht effektiv. Der Pürierstab ist praktisch, weil Sie die Speisen

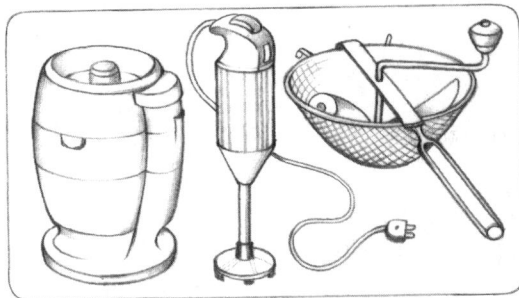

Unentbehrliche Helfer für die Zubereitung der Babykost, die besonders im ersten Halbjahr sehr fein zerkleinert werden muß, sind eine Moulinette, ein Pürierstab und ein Püriersieb (= Flotte Lotte).

noch im Topf zerkleinern können. Sie werden aber nicht ganz so fein.

Die Moulinette püriert wunderbar selbst kleinste Mengen, eignet sich aber nicht für Flüssiges. Der Mixer zerkleinert ebenso fein wie die Moulinette und ist gerade für flüssige Nahrung prädestiniert. Kleine Mengen werden jedoch oft nicht richtig vom Schlagmesser erfaßt und bleiben unzerkleinert.

Im Laufe des zweiten Lebenshalbjahres werden die Speisen nicht mehr ganz so fein zerkleinert: das Baby soll sich schon ein wenig im Kauen üben. Zerdrücken Sie die Speisen nur noch mit einer Gabel oder dem Kartoffelstampfer. Gegen Ende des ersten Lebensjahres reicht dann Kleinschneiden.

Saft selber machen

Viele industriell hergestellte Säfte haben einen hohen Zuckergehalt und sind sehr süß. Wenn Sie die jeweilige Saftportion selber frisch herstellen, ist das sicher ideal.

● Für Zitrusfrüchte eignet sich die Handpresse sicher am besten. Sieben Sie den Saft aber, bevor Sie ihn in die Flasche füllen.

● In der elektrischen Zentrifuge – als Zusatzteil einer Küchenmaschine – lassen sich Karotten und Äpfel am besten entsaften.

● Im Schnellkochtopf können Sie gerade kleine Mengen Obst wunderbar schnell und sauber dampfentsaften.

Sterilisieren

Im ersten halben Lebensjahr ist peinliche Hygiene bei der Herstellung der Babykost sehr wichtig: der Babymagen kann noch nicht alle Keime vernichten, es kommt schneller zu einer Infektion. Deshalb müssen Flaschen und Sauger nach jeder Benutzung mit einer Flaschenbürste unter fließendem Wasser gründlich gereinigt und anschließend sterilisiert werden.

● Das Sterilisationsbad kommt langsam aus der Mode. Ich meine, zu Recht. Denn wozu Chemie, wenn es auch anders geht?

● Die Firmen NUK und EMIDE bieten spezielle Geräte zur Sterilisation des Fläschchens an. Sie kosten unter 100 DM, sind einfach und praktisch zu handhaben. Nachteil: wenn die Fläschchenzeit vorbei ist, können Sie die Geräte einmotten.

● Den fürs Sterilisieren geeigneten Schnellkochtopf dagegen können Sie auch noch später nutzen. Jeder Hersteller gibt in der Rezeptbeilage das Vorgehen an.

● Sie können die Flaschen mit Zubehör auch 30 Minuten im normalen Kochtopf kochen. Das dürfte der Sicherheit Genüge tun.

● Reservieren Sie eine saubere Ecke für den Flaschenständer, am besten in einem Schrank. So bleiben die Flaschen auch sauber, bis sie benutzt werden.

Fertige Babynahrung ist in jedem Fall teurer als Selbstgekochtes. Solange Sie die ersten Karotten jedoch nur löffelweise füttern, ist es sinnvoll, auf Gläschen zurückzugreifen. Sie können sie gut verschlossen im Kühlschrank bis zu 2 Tagen unbeschadet aufbewahren. Doch immer nur die Menge entnehmen und erwärmen, die Sie benötigen. Denn Aufwärmen ist zunächst streng verboten.

Vorratsküche

Wenn die Portionen größer werden, können Sie kleine Mahlzeiten auf Vorrat kochen. Dies ist nur sinnvoll, wenn Sie über eine Tiefkühlmöglichkeit verfügen: entweder Tiefkühlschrank oder -truhe oder ein 4-Sterne-Gefrierfach im Kühlschrank.

In diesem Buch finden Sie mehrere Rezepte für diese Vorratsküche. Sie ist sinnvoll für den mittäglichen Gemüse-Fleisch-Brei. Dabei frieren Sie die Gemüsemischung am besten getrennt vom Fleisch ein: so können Sie varriieren zwischen Fleisch, Leber und Eigelb. Sehr platzsparend ist es, das Gemüse in Gefrierbeutel einzuschweißen und dann im heißen Wasserbad aufzutauen. Das Fleischmus zunächst in Eiswürfelschalen einfrieren, die gefrorenen Würfel dann entnehmen und in einer Tiefkühlbox aufbewahren. Es ist ebenfalls sinnvoll, Kräuter einzufrieren und sie nach Bedarf dem Brei zuzugeben. Nach dem Auftauen sollte der Vorratsbrei aber in jedem Fall einmal aufgekocht werden. Auch das Mikrowellengerät können Sie für diese Art der Zubereitung gut einsetzen. Das Vorkochen von großen Portionen kommt gleichzeitig der Empfehlung nach wenig Abwechslung entgegen. Zudem können Sie Sonderangebote nutzen und die Produkte wirklich frisch verarbeiten.

Kombi-Küche

Gegen Ende des ersten Lebensjahres können Sie das Babymenü in Ihren Speiseplan einbeziehen. In dem Kapitel »Aus Groß mach Klein« (Seite 58) finden Sie Rezepte für die Familie, von denen Sie die Babyportion abzweigen und sinnvoll ergänzen können. So brauchen Sie nicht mehr doppelt zu kochen, sondern können das Babygericht in die Familienkost einbeziehen. Es kann jetzt ja bereits in seinem Babystuhl sitzen und an den gemeinsamen Mahlzeiten teilnehmen. Da wird es über kurz oder lang das verlangen, was auch Sie auf dem Teller haben.

Wertvolle Lebensmittel müssen nicht teuer sein

Fertigbrei, Juniormenüs, Erdbeeren im Winter und Filet sind wohl teuer, bringen Ihrem Kind aber keinen gesundheitlichen Vorteil. Halten Sie sich an die einfachen Grundnahrungmittel: Frischmilch, Kartoffeln, Haferflocken, Grieß, Obst und Gemüse der Saison versorgen Ihr Kind am besten. Vollkornprodukte und gute Öle finden Sie heute auch im Supermarkt. Fruchtjoghurt und Puddings verteuern unnötig Ihren Einkauf: halten Sie sich lieber an Naturjoghurt, und rühren Sie zu Hause selbst ein wenig Bananenmus hinein – das kommt erheblich billiger und ist gesünder. Und ein kleiner Grießpudding ist einfach und schnell zu kochen – ohne das handelsübliche Übermaß an Zucker. Wenn Sie die Möglichkeit haben, frisches Obst und Gemüse beim Nachbarn zu bekommen, versuchen Sie diese Quelle zu nutzen: Sie bekommen dann für relativ wenig Geld viel Nährwert. Diese Relation sollten Sie bei Ihren Einkäufen immer vor Augen haben.

Eigentlich würde sich dieses Kapitel erübrigen, wenn tatsächlich alle Mütter ihre Kinder stillen könnten. Denn in den ersten 4 Monaten braucht Ihr Baby nichts anderes als Muttermilch. Doch vielleicht können Sie nicht voll stillen – dann müssen Sie rechtzeitig über die verschiedenen Alternativen Bescheid wissen. Denn Sie sollten in den ersten 4 Monaten bei derselben Milchnahrung bleiben, sollten also von Anfang an die richtige Wahl treffen.

Muttermilch ist ideal

... man kann es nicht oft genug wiederholen. Sie ist auf den Säugling abgestimmt und unterscheidet sich in einigen entscheidenden Punkten von der Kuhmilch:

● Ihr Gehalt an Mineralstoffen ist niedriger und entspricht damit dem Leistungsvermögen der kindlichen Nieren. Außerdem hat ein Zuviel an Mineralstoffen auch andere Nachteile: das überschüssige Calcium führt beispielsweise zu harten Stühlen bei nicht gestillten Kindern.

● Sie enthält mehr Vitamin A und C. Diese Vitamine müssen bei Kuhmilchnahrung zugesetzt werden.

● Sie enthält mehr ungesättigte Fettsäuren, die Bestandteil der Gewebshormone sind.

● Ihr Eiweiß ist für den Säugling leichter verdaulich als Kuhmilcheiweiß.

● Sie enthält Mehrfachzucker, die für eine gärungsfreundliche Darmflora sorgen: dadurch bleibt der Stuhl weich, und die Darmtätigkeit wird angeregt.

● Bestimmte Verdauungsenzyme sind schon vorhanden und werden im Körper aktiviert.

● Der Eisengehalt in Muttermilch ist höher und wird besser ausgenutzt.

Die Zusammensetzung der Muttermilch ist nicht von Anfang an gleichbleibend: in den ersten 4 bis 6 Tagen bildet sich die Vormilch (Kolostrum). Sie ist eine besondere »Kraftnahrung« für das Neugeborene.

● Sie enthält Antikörper, die noch durch Magen und Darm direkt in die Blutbahn des Babys gelangen und seine Abwehrkräfte stärken.

● Sie hat einen niedrigeren Fettgehalt, das erleichtert die Verdauung.

● Sie hat einen höheren Eiweiß- und Mineralstoffgehalt, damit das Neugeborene auch bei geringer Trinkmenge mit den lebensnotwendigen Nährstoffen versorgt wird.

Die Mengen, die das Baby in den ersten Tagen trinkt, sind minimal: 10 bis 20 ml, also ungefähr 2 bis 3 Eßlöffel Milch. Und doch sind diese kleinen Mengen entscheidend für einen guten Start. Ganz abgesehen davon, daß ein regelmäßiges Anlegen gerade in den ersten Tagen bei Ihnen einerseits einen Milchstau verhindert, andererseits die Milchbildung in Gang bringt.

In den nächsten 2 bis 3 Wochen verändert sich die Milch, bis sie dann die endgültige Zusammensetzung hat.

Die tägliche Trinkmenge Ihres Babys steigt schnell:

Alter	Trinkmenge ml pro Tag
1. Woche	200 bis 300
2. Woche	450 bis 600
3. Woche	500 bis 650
4. Woche	550 bis 700
5. Woche	600 bis 750
6. bis 7. Woche	700 bis 850
8. Woche	720 bis 870
9. bis 14. Woche	750 bis 900
15. Woche	750 bis 850
16. bis 26. Woche	650 bis 800

Diese Menge reicht dann mindestens bis zum vierten, manchmal bis zum sechsten Monat, denn das Baby benötigt mit zunehmender Größe relativ weniger Energie (Seite 9). Nach dem sechsten Monat deckt die Muttermilch alleine dann nicht mehr den Kalorienbedarf: es muß zugefüttert werden (100 ml Muttermilch enthalten 295 kJ/70 kcal). Früher kontrollierte man durch Wiegen täglich die Trinkmenge. Wenn Sie sowieso Sorge haben, Ihre Milch könnte nicht reichen, lösen diese Wiegeaktionen meist Panik aus – die Milch wird noch weniger. Wiegen Sie deshalb in den ersten 2 Wochen Ihr Kind täglich, dann wöchentlich, um seine Gewichtszunahme zu kontrollieren. Sie können sie mit der Kurve auf Seite 9 vergleichen. Solange keine großen Abweichungen vorkommen, ist alles in Ordnung. Grob gerechnet sollte Ihr Kind im ersten Halbjahr 200 g pro Woche zunehmen.

Welche Milchnahrung ist richtig?

Die Größe des Angebotes an Milchnahrung ist verwirrend. Grundsätzlich sind drei Typen zu unterscheiden:

● die volladaptierte Milch, die in ihrer Zusammensetzung der Muttermilch so weit wie möglich angeglichen ist. Dies ist die richtige Nahrung vom ersten Lebenstag an. Sie kann so lange gefüttert werden, bis das Baby frische Kuhmilch verträgt, also ein halbes Jahr lang. Viele Mütter meinen nach einigen Wochen, diese Milch wäre zu dünn und stellen auf teiladaptierte Milch um. Das ist tatsächlich nicht nötig – im Gegenteil: das Baby kann dadurch zu schnell zunehmen. Hier die gängigsten Handelsmarken der volladaptierten Produkte:
Aponti Pre, Hippon A, Lactana A, Multival 1, Pre-Aletemil, Pre-Aptamil, Pre-Beba, Pre-Humana 1, Pre-Milumil.

● teiladaptierte Milch enthält weniger Fett, dafür mehr Zucker und Mineralstoffe als volladaptierte Milch. Sie sollte erst ab dem vierten Monat gefüttert werden, vorher ist diese Zusammensetzung für das Baby nicht optimal.

Hier die Handelsmarken:
Aletemil 1, Aletemil 2, Aponti 1, Aptamil, Aptamil 2, Beba 1, Hippon 1, Humana 2, Humana Baby-fit, Lactana B, Milumil.

● Folgemilch sollte nicht vor dem sechsten Lebensmonat gefüttert werden, da sie für kleinere Säuglinge zu konzentriert ist. Sie ist meist mit Eisen angereichert und deshalb für Babys zu empfehlen, die unter Eisenmangel leiden. Hier die Produkte:
Aponti 2, Beba 2, Hippon 2, Humana-Folgemilch, Multival Nova, Nektarmil.

● Kuhmilchfreie Milchnahrung ist die einzige Alternative bei Kuhmilchunverträglichkeit. Sie kann bereits in den ersten Lebenswochen gegeben werden. Auf Sojabasis hergestellt sind die Nahrungen:
Lactopriv, Multival plus, Humana SL, Milupa SOM.

Reine Sojamilch eignet sich keinesfalls für die Säuglingsnahrung, denn es fehlen wichtige Mineralstoffe, Vitamine, und das Nährstoffverhältnis entspricht nicht den Anforderungen. Die Milchnahrungen dagegen enthalten alles, was ein Baby braucht.

Aus isolierten Eiweißen hergestellt ist ein neues Produkt Beba H. A., hier ist die Gefahr einer Unverträglichkeit am geringsten.

Säuglingsmilch selber kochen

Reine Kuhmilch ist für den Säugling noch nicht verträglich. Sie können eine adaptierte Milch aber aus verdünnter Kuhmilch mit Stärke, Zucker und Öl selber herstellen. Die Kinderärzte sehen das in den ersten Monaten nicht so gerne, denn dieses Verfahren hat durchaus Nachteile:

● Die Dosierung in so kleinen Mengen ist im Haushalt nicht einfach.

● Die Milch muß homogenisiert werden, das heißt, mit einem elektrischen Rührgerät kurz geschlagen werden, um das Fett in der Milch ausreichend fein zu verteilen.

● Die Zutaten müssen frisch und hygienisch einwandfrei sein, ebenso die Geräte.

● Diese Milch enthält zu wenig Vitamine. Deshalb müssen ab der sechsten Woche Karottensaft (Vitamin A), ab dem zweiten Monat Apfelsinensaft (Vitamin C) löffelweise zugefüttert werden. Nach und nach dürfen Sie die Menge auf 6 bis 8 Teelöffel pro Tag steigern, bis Ihr Kind reguläre Beikost als Brei bekommt.

● Für Kinder aus Allergikerfamilien erhöhen sowohl die Kuhmilch als auch das frühe Zufüttern die Gefahr einer frühen Sensibilisierung (Seite 26).
Wenn Ihre Familie jedoch von Allergien unbelastet ist und Sie die Mühe auf sich nehmen wollen, jedes Fläschchen gewissenhaft frisch zuzubereiten, sollten Sie sich an folgendes Rezept halten. Um sich die Arbeit zu erleichtern, können Sie einmal die exakten Mengen, am besten mit einer Briefwaage, abwiegen und dann abmessen, wievielen Löffeln das entspricht. Dann können Sie in Zukunft Flocken, Zucker und Öl mit dem Löffel dosieren – aber natürlich immer mit demselben.

Mein Tip Gerade die heute üblichen Kunststoffflaschen leiten die Hitze schlecht – die Flasche ist kühler als ihr Inhalt. Hier nützt es also nichts, die Temperatur der Flasche am Ellbogen oder Augenlid zu überprüfen. Lassen Sie lieber etwas Milch auf den Handrücken tropfen – haben Sie dabei ein Gefühl von angenehmer Wärme, ist die Temperatur richtig. Die Lochung des Saugers ist ideal, wenn bei umgekehrter Flasche etwa 1 Tropfen pro Sekunde herausfällt.

Die erste selbstgekochte Milch

(bis 6. Monat)
Bild nebenstehend

Zutaten für 1 Portion:
100 ml Wasser · 7 g Reisflocken oder
Speisestärke · 100 ml pasteurisierte Milch
(3,5% Fett) · 7 g Zucker · 3 g Keimöl
Etwa 600 kJ/140 kcal
3 g Eiweiß · 7 g Fett · 18 g Kohlenhydrate

● Zubereitungszeit: etwa 10 Minuten

So wird's gemacht: Das Wasser in einen kleinen Topf geben. Die Reisflocken oder Stärke einrühren. Den Topf auf den Herd stellen, die Stärkelösung bei mittlerer Hitze zum Kochen bringen. 2 bis 3 Minuten kochen lassen. ● Den Topf vom Herd ziehen, mit einem Schneebesen die Milch unterschlagen. Dann den Zucker hinzufügen und verrühren. ● Zum Schluß das Öl zugeben und die Milch mit dem Schneebesen, dem elektrischen Handrührgerät oder im Mixer kräftig durchschlagen. ● Die Milch in die Flasche füllen. Sie hat jetzt die richtige Trinktemperatur.

Wenn Sie nicht stillen, können Sie eine adaptierte ▷ Milch auch selbst zubereiten. Die Bilder zeigen (von links nach rechts) die Zutaten: Aus Wasser und Reisflocken wird ein »Grundbrei« gekocht, in den die Milch, der Zucker und das Öl eingerührt werden. Gleichmäßiges Verteilen aller Zutaten mit einem Schneebesen oder Pürierstab ist wichtig. Der Tropfen auf dem Handrücken gibt Auskunft über die richtige Trinktemperatur. Rezept für die erste selbstgekochte Milch auf dieser Seite.

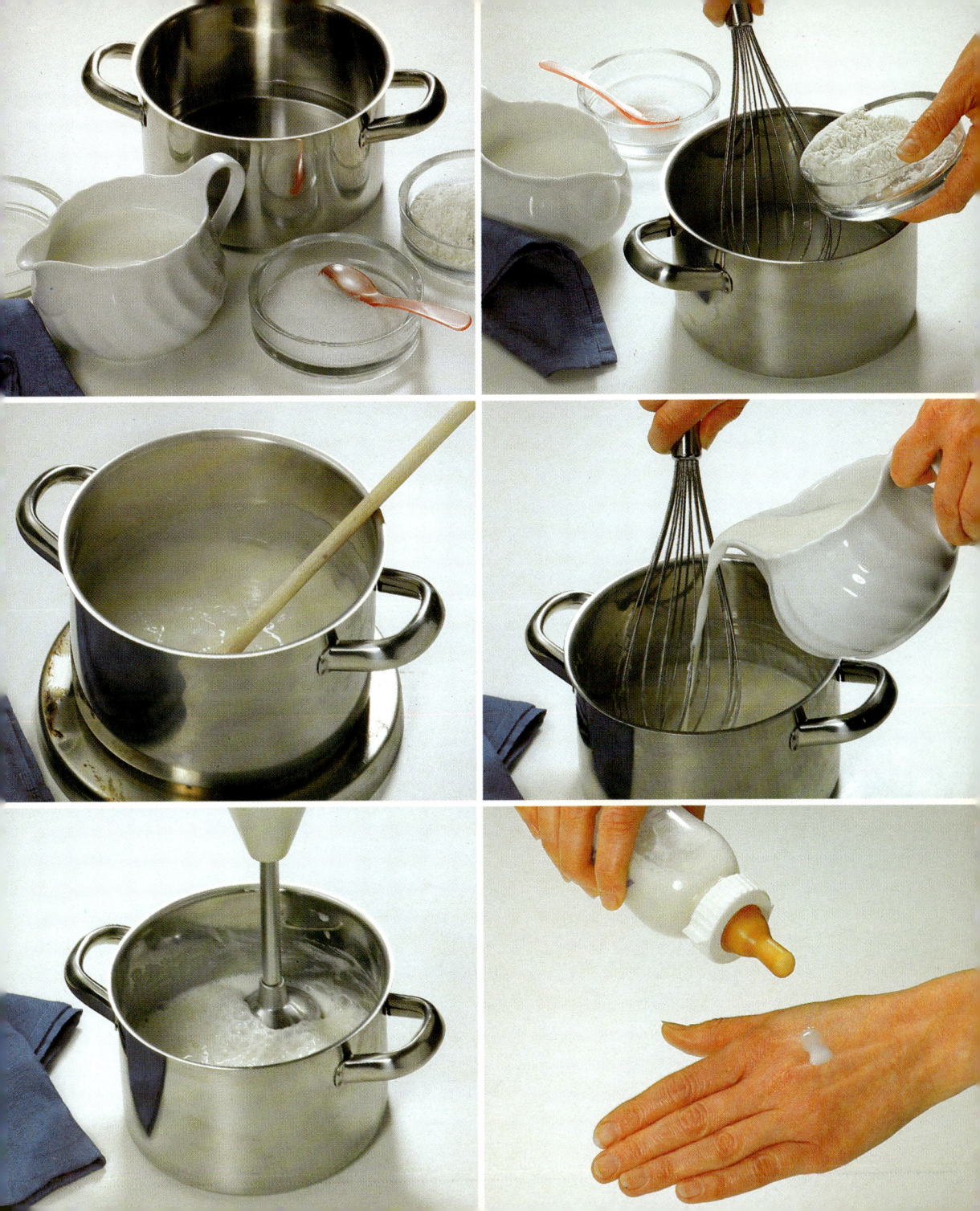

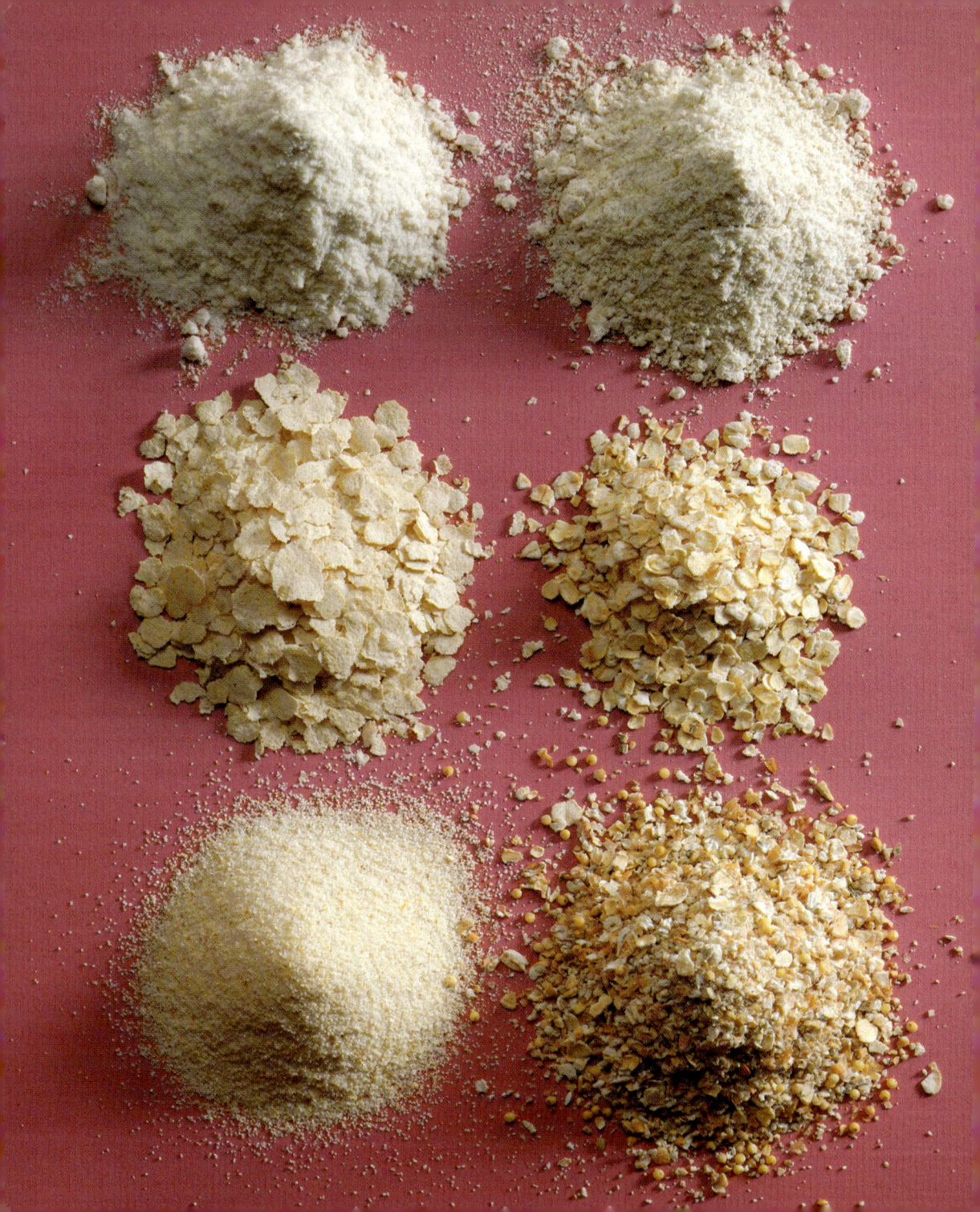

Welche Flocken, welcher Zucker, welche Milch?

Gerade Mütter, die gerne die Milchnahrung selber zubereiten, schwärmen meist für Honig und Melasse, Rohmilch vom Bauern, selbst gemahlenes Getreide. Im ersten Lebensjahr sind diese Lebensmittel aber für den Säugling gefährlich: sie enthalten zuviel Nährstoffe, zuviel Aroma- und Ballaststoffe, um dem unvollkommenen Verdauungssystem gerecht zu werden. Rohmilch müßte erst abgekocht werden, wobei viel mehr Vitamine zerstört werden als bei der Pasteurisierung.

Nehmen Sie deshalb nur <u>pasteurisierte Vollmilch mit 3,5% Fettgehalt,</u> ausnahmsweise H-Milch derselben Fettstufe. Benutzen Sie keine angebrochenen Packungen vom Vortag! Verwenden Sie ausschließlich <u>glutenfreie Getreideprodukte,</u> also Speisestärke (beispielsweise Mondamin oder Gustin) oder Reisflocken. Süßen Sie nur mit <u>Weißzucker</u> – entweder Haushaltszucker oder Traubenzucker (über die Wirkung verschiedener Zuckerarten siehe Seite 10). Verzichten Sie auf kaltgepreßte Öle, die Verunreinigungen (Peroxyde) enthalten, die zu dünnen Stühlen führen können. Bevorzugen Sie statt dessen gutes <u>Sonnenblumen- oder Maiskeimöl,</u> das auch geschmacklich am neutralsten ist. Welches <u>Wasser</u> Sie Ihrem Kind geben können, ist auf Seite 12 und 23 näher erläutert.

◁ Wichtig für die Zubereitung der Babynahrung ist die Verwendung der richtigen Flocken. Das Bild zeigt von links oben nach rechts unten Vollkorn-Reisschleim, 7-Korn-Baby-Vollkornnahrung, Schmelzflocken, Haferflocken, Vollkorn-Kindergrieß und Vollkorn-Getreideschrot. Siehe Text auf dieser Seite.

Rohkost von Geburt an?

Nein! Frischkornmüsli oder -brei kann vom Baby noch nicht verdaut werden. Gemüse – außer Tomaten – ist im Rohzustand ebenfalls für Säuglinge nicht geeignet. Lediglich Obst kann bereits mit 4 Monaten frisch gefüttert werden, wenn es entsprechend geschält und zerkleinert wird. Als Saft kann Ungegartes jedoch bereits ab der sechsten Woche dem Babymagen zugemutet werden.

In streng vegetarischen Kreisen wird als Muttermilchersatz Mandelmilch empfohlen. Diese erfüllt aber keinesfalls die Bedürfnisse des Babys: sie enthält zu wenig Calcium, kein tierisches Eiweiß (bestimmte Aminosäuren kommen nur in tierischem Eiweiß vor!), zu wenig Eisen und kein Vitamin B12. Bei ausschließlicher Ernährung mit Mandelmilch sind gesundheitliche Schäden zu befürchten. Dies gilt auch für den Milchersatz durch Wasser-Getreideschleimabkochungen.

Vom Umgang mit dem Baby

Theoretisch ist uns alles klar – wie aber tatsächlich das Leben mit einem Kind aussieht, das kann man vorher nicht einüben. Nach der ersten großen Hilflosigkeit entwickeln sich nach und nach in engem Zusammenspiel die Beziehung und das Verstehen zwischen Mutter und Kind. Es gibt keine Regeln für dieses Zusammenwachsen – nur einige grobe Anhaltspunkte seien hier genannt.

Fester Rhythmus oder Füttern nach Wunsch

Einst war es der Stolz jeder Säuglingsschwester, das Baby möglichst schnell auf feste Trinkmahlzeiten zu trimmen. Es erleichtert natürlich die Tagesplanung, wenn man von vornherein weiß, wann Stillzeit ist. Heute lehnen die Kinderärzte diese Methode ab. Es kann nicht gut sein, das Baby zum Trinken aus dem Schlaf zu reißen oder hungrig schreien zu lassen, nur weil es nicht in den Plan paßt. Das Baby benötigt zumeist 4 bis 6 Wochen, um einen eigenen Rhythmus zu finden, um Tag und Nacht unterscheiden zu können. Gerade das Stillen ermöglicht ein flexibles Eingehen auf seinen Hunger. Sie werden durch Ihre Zuwendung und Beachtung Ihrem Baby viel näher kommen und es besser kennenlernen, als wenn Sie sich an feste Ernährungspläne klammern.

Ihr Kind wiederum kann seine Instinkte, Hunger – Durst – Sättigung, entfalten und ausbilden. Das kann durchaus langfristige Folgen für sein späteres Ernährungsverhalten haben. Natürlich bedeutet nicht jedes Geschrei Hunger. Doch das werden Sie bald unterscheiden können. Versuchen Sie nicht, Ihr Kind zu schnell auf 4 Mahlzeiten zu setzen. Denn dann besteht die Gefahr, daß es ernährungsmäßig insgesamt zu kurz kommt.

Wenn die Milch knapp wird

Im Krankenhaus beginnt das Stillen meist erfolgreich – zu Hause gibt es dann die ersten Probleme. Die zweite Hürde ist dann die sechste Woche, in der der Appetit des Säuglings noch-mals kräftig steigt. Was Sie ernährungsmäßig in dieser Zeit für sich und das Baby tun können, ist in dem im gleichen Verlag erschienenen Buch »Schwangerschaft und Stillzeit – Jetzt das Richtige essen« aufgeführt. Darüber hinaus ist es wichtig, daß Sie sich entspannt und ruhig Ihrem Kind widmen können. Überlassen Sie Ihren Haushalt soweit wie möglich Ihrem Mann oder Ihrer Mutter, Schwester, Freundin. Wenn Sie das Gefühl haben, Ihre Milch reicht nicht, dürfen Sie nicht sofort eine Milchnahrung zufüttern, denn dann wird es automatisch noch weniger. Ihre »Produktion« stellt sich nämlich auf die Nachfrage ein: je mehr das Baby trinkt, desto mehr Milch wird gebildet.

● Legen Sie das Baby immer nacheinander an beide Brüste an.

● Legen Sie es so oft an, wie es Hunger hat – wenn Sie es sich einrichten können, ist es am besten, Sie nehmen es gleich mit sich ins Bett.

● Seien Sie überzeugt: es hilft. Nur keine negativen Gedanken!

● Besorgen Sie sich ein Stillbuch, nehmen Sie Kontakt mit einer Stillgruppe auf – das stärkt die Zuversicht.

Bäuerchen

Das Baby verschluckt beim Trinken immer eine ganze Menge Luft. Die muß natürlich abgelassen werden, sonst spuckt es womöglich nach dem Stillen oder bekommt Blähungen.

● Legen Sie das Kind mit dem Gesicht an Ihre linke oder rechte Schulter (ein Spucktuch sollten Sie unterlegen), und klopfen Sie leicht auf seinen Rücken. Sie können auch ein wenig im Zimmer umhergehen.

● Lassen Sie Ihr Kind auch während der Mahlzeit einmal kurz Bäuerchen machen. Am besten, wenn Sie von der einen zur anderen Brust wechseln.

Ernährung vom 4. bis 8. Monat

Bisher brauchte Ihr Kind nichts als Milch. Doch irgendwann zwischen dem vierten und sechsten Monat reicht das nicht mehr: es ist Zeit für die erste »Beikost«. Damit bezeichnet man alles, was zusätzlich zur Milch gefüttert wird. Kinderärzte empfehlen den ersten Brei im vierten Monat, um den Eisenbedarf des Kindes zu decken. Wenn Sie stillen, brauchen Sie es damit nicht ganz so genau zu nehmen. Richten Sie sich nach Ihrem Kind: sein steigender Appetit sollte für Sie Anlaß zur Umstellung sein – das kann auch erst im Laufe des fünften oder sechsten Monates sein.

Sollten Sie bisher voll gestillt haben und möchten Sie nun langsam abstillen, brauchen Sie nicht mehr zu fertiger Babymilchnahrung zu greifen – jetzt ist die selbstgekochte Milch ideal. Ausnahme: Kinder aus Allergikerfamilien sollten ausschließlich kuhmilchfreie Milchnahrung oder weiterhin Muttermilch bekommen.

Die Übersicht auf Seite 8 zeigt, in welchem Rhythmus die Breimahlzeiten eingeführt werden: in jedem Monat wird so eine Milchmahlzeit ersetzt. Beginnen sollten Sie mit dem fleischhaltigen Gemüsebrei – wegen der Eisenversorgung. Dann folgt der abendliche Milchbrei – im Grunde zunächst nichts anderes als eine Flaschenmilch, die höher konzentriert zubereitet wird. Und die Ihr Baby besser durchschlafen läßt. Zuletzt ersetzt ein milchfreier Getreide-Obst-Brei auch nachmittags die Milch. Nach diesen 4 Monaten bekommt Ihr Baby nur noch morgens die übliche Milch – alle anderen Mahlzeiten haben sich gewandelt.

Das verträgt Ihr Kind jetzt

Ab dem vierten Monat können Sie die Stärke oder Reisflocken durch Vollkornflocken oder Haferflocken ersetzen. Damit erhöht sich der Gehalt an wichtigen B-Vitaminen, pflanzlichem Eiweiß und Ballaststoffen in der Milchnahrung. Ebenfalls bestens vertragen werden nun Karotten und Banane. Für die ersten Löffelversuche sollten Sie also Karottenpüree und Bananenmus wählen. Solange die Mengen noch klein sind, geben Sie Ihrem Baby Frühkarotten aus dem Gläschen. Der Grund: hier sind Sie sicher, daß der Nitratgehalt unter den geforderten Grenzwerten liegt, und die extrem kleinen Mengen selber zu kochen, wäre unwirtschaftlich. Achten Sie aber darauf, daß kein Zucker enthalten ist, und bewahren Sie das geöffnete Gläschen nicht länger als einen Tag im Kühlschrank auf. Sobald Ihr Sprößling etwa 100 g reinen Karottenbrei ißt, sollten Sie zum regulären »ersten Gemüsebrei« übergehen, den Sie selber kochen können. Zartes Gemüse wie Kohlrabi, Fenchel, Salat, Spinat verträgt Ihr Kind nun ebenfalls. Ab dem sechsten Monat kommen frische Vollmilch und selbst gemahlenes Vollkorngetreide dazu.

Die Zunahme Ihres Kindes verläuft nach dem sechsten Monat langsamer: nur noch durchschnittlich 100 g pro Woche sollte es zulegen (Seite 9).

Mittags: Gemüse

Sie beginnen mittags, Ihrem Kind während der Trinkmahlzeit zunächst einen, dann mehrere Löffel Karottenmus zu geben. Im Laufe von 1 bis 2 Wochen steigern Sie die Menge auf 100 g Karotten und fügen dann 50 g Kartoffeln zu. Jetzt ist der Zeitpunkt erreicht, ab dem Sie den Gemüsebrei selber kochen können. Nach und nach können Sie auch einmal einen anderen Gemüsebrei kochen. Doch wechseln Sie nicht zu häufig. Wichtig sind vor allem 6mal die Woche mindestens 20 g Fleisch und einmal ein Eigelb unter den Brei zu ziehen. Alle zwei Wochen darf es statt Fleisch auch einmal Leber sein. Im Kapitel »Kochen auf Vorrat« (Seite 67) finden Sie die Anleitung für Grundrezepte, die Sie im voraus kochen und einfrieren können. Das erleichtert Ihnen die Arbeit sehr – und beugt zuviel Abwechslung vor!

Auf den Schritt-für-Schritt Fotos (Seite 17) können Sie sehen, wie dieser erste Brei richtig zubereitet wird. Dieses Schema sollten Sie auch für andere Rezepte beibehalten. Die Angaben »ab … Monat« unter jedem Rezept informieren, mit welchem Alter Ihr Kind diese Speise verträgt – es heißt keinesfalls, daß sie zu diesem Zeitpunkt auch unbedingt gegessen werden muß.

Der erste Gemüsebrei

(ab 4. Monat)

Bild Seite 17

Zutaten für 1 Portion:
1 Kartoffel von etwa 50 g · 100 g Karotten ·
20 g Tatar · 1 Eßl. Butter (10 g)
Etwa 740 kJ/180 kcal
6 g Eiweiß · 9 g Fett · 17 g Kohlenhydrate

- Vorbereitungszeit: etwa 10 Minuten
- Garzeit: etwa 15 bis 20 Minuten

So wird's gemacht: Die Kartoffel unter fließendem Wasser gründlich waschen. In einen kleinen Topf legen und soviel Wasser zugeben, daß der Topfboden 2 cm hoch bedeckt ist. Den Topf auf den Herd stellen, das Wasser zum Kochen bringen und bei schwacher Hitze die Kartoffel etwa 15 bis 20 Minuten garen. • Inzwischen die Karotten waschen, schälen, die Wurzelenden und den Stielansatz abschneiden. Die Karotten in 2 cm große Abschnitte teilen und mit etwa 3 Eßlöffeln Wasser in einen kleinen Topf füllen. Das Fleisch zugeben und beides bei schwacher

Hitze etwa 15 Minuten garen. • Dann mit einem Pürierstab die Möhren mit dem Fleisch fein zerkleinern. • Die Kartoffel pellen und mit der Butter in eine kleine Schüssel geben, mit dem Kartoffelstampfer zu einem feinen Püree zerstoßen. • Das Karotten-Fleisch-Mus zugeben und gut verrühren. • In einen Warmhalteteller füllen. Wenn nötig, mit etwas abgekochtem Wasser verdünnen.

Mein Tip Schneller geht es, wenn man die gepellte Kartoffel in Stücke schneidet, zu den Karotten gibt und mit diesen püriert. Der Brei wird dann allerdings nicht so locker. Auf keinen Fall Kartoffeln allein pürieren – sie werden sonst klebrig und zäh.

Ei im Nest

(ab 5. Monat)

Bild Umschlag-Vorderseite

Zutaten für 1 Portion:
1 Kartoffel von etwa 50 g · 100 g Karotten ·
1 Stengel Petersilie · 1 Eßl. Milch · 1 Eßl.
Butter · 1 Eigelb
Etwa 920 kJ/220 kcal
5 g Eiweiß · 14 g Fett · 17 g Kohlenhydrate

- Vorbereitungszeit: etwa 10 Minuten
- Garzeit: etwa 15 bis 20 Minuten

So wird's gemacht: Die Kartoffel unter fließendem kalten Wasser gründlich waschen. In einen kleinen Topf legen und soviel Wasser zugeben, daß der Topfboden 2 cm hoch bedeckt ist. Den Topf auf den Herd stellen, das Wasser zum Kochen bringen und bei schwacher Hitze die Kartoffel etwa 15 bis 20 Minuten garen. • Inzwischen die Karotten waschen, schälen, die Wurzelenden und den Stielansatz abschneiden. Die Karotten in 2 cm große Abschnitte teilen, mit etwa 3 Eßlöffeln Wasser in einen kleinen Topf füllen. Bei schwacher Hitze die Karotten in etwa 10 Minuten weich dünsten. • Währenddessen die Petersilie waschen, die Blättchen vom Stengel zupfen und sehr fein hacken. • Die gegarte Kartoffel pellen und durch die Kartoffelpresse drücken oder mit dem Kartoffelstampfer fein zerdrücken. Den Kartoffelbrei mit der

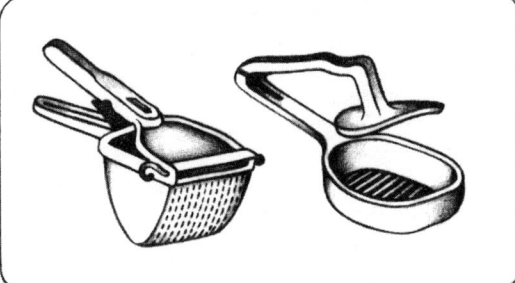

Schön locker wird der Brei, wenn die gekochten Kartoffeln durch die Kartoffelpresse gedrückt und erst dann mit den restlichen Zutaten vermischt werden.

Milch und der Butter cremig rühren, kranzförmig in einem Warmhalteteller anrichten. • Die Karotten noch im Topf mit dem Pürierstab fein musen, in den Kartoffelkranz füllen. In der Mitte eine kleine Mulde formen, das Eigelb hineingleiten lassen und mit der gehackten Petersilie bestreuen.

Milder Spinatbrei
(ab 6. Monat)

Entgegen vielen Vorurteilen schmeckt Spinat vielen Kindern sehr gut. Er enthält viel Eisen, Magnesium, Vitamin C und Folsäure. Leider ist er auch relativ nitratreich. Deshalb immer die Stiele entfernen, die Blätter zügig verarbeiten und nie warmhalten oder wieder aufwärmen.

Zutaten für 1 Portion:
1 Kartoffel von etwa 50 g · 20 g Hühnerbrust ·
100 g frischer, junger Blattspinat · 1 kleines Stück
Banane (15 g) · 1 Eßl. Keimöl
Etwa 720 kJ/170 kcal
9 g Eiweiß · 9 g Fett · 15 g Kohlenhydrate

- Vorbereitungszeit: etwa 5 Minuten
- Garzeit: etwa 15 bis 20 Minuten

So wird's gemacht: Die Kartoffel unter fließendem kalten Wasser gründlich waschen. In einen kleinen Topf legen und soviel Wasser zugeben, daß der Topfboden 2 cm hoch bedeckt ist. Den Topf auf den Herd stellen, das Wasser zum Kochen bringen und bei schwacher Hitze die Kartoffel in 15 bis 20 Minuten weich garen. • Inzwischen das Fleisch in dünne Streifen schneiden. In einem kleinen Topf mit 2 bis 3 Eßlöffeln Wasser etwa 8 Minuten dünsten. • Den Spinat putzen, die harten Stiele und braune, welke Blattstellen entfernen. Den Spinat waschen und abtropfen lassen. In einem Topf reichlich Wasser zum Kochen bringen, den Spinat hineingeben und etwa 4 Minuten kochen lassen. Mit einem Schaumlöffel herausheben. • Zum gegarten Fleisch in den Topf geben, die Banane zufügen und alles mit dem Pürierstab fein zermusen. Dabei das Öl zugeben, damit es besonders gut verteilt wird. • Die Kartoffel pellen und mit einer Gabel fein zerdrücken, unter den Brei ziehen und in den Warmhalteteller füllen.

Spinat-Flan mit Milch

(ab 6. Monat)

Bild 2. Umschlagseite

Für dieses Rezept eignet sich auch tiefgefrorener gehackter Spinat. Er sollte jedoch ohne jede Zusätze sein, denn die Spinatzubereitungen enthalten Salz und Gewürze.

Zutaten für 1 Portion:
100 g Kartoffeln · 50 g frischer Blattspinat ·
1 Ei · 1 Teel. Semmelbrösel · 6 Eßl. Milch ·
1 Teel. Crème double (ersatzweise Crème fraîche)
Für die Form: Fett
Etwa 1230 kJ/290 kcal
14 g Eiweiß · 15 g Fett · 24 g Kohlenhydrate

● Zubereitungszeit: etwa 50 Minuten

So wird's gemacht: Die Kartoffeln unter fließendem kalten Wasser gründlich waschen und in einem kleinen Topf mit wenig Wasser in etwa 20 Minuten gar kochen. • Den Spinat putzen. Einen kleinen Topf zu zwei Dritteln mit Wasser füllen und das Wasser zum Kochen bringen. Den Spinat ins Wasser geben, warten, bis es wieder aufkocht, dann 2 Minuten sprudelnd kochen lassen (blanchieren). Den Topfinhalt durch ein Sieb gießen und die Spinatblätter gut abtropfen lassen. Den Spinat mit dem Pürierstab fein pürieren. • Die gegarten Kartoffeln pellen und durch die Kartoffelpresse drücken oder mit dem Kartoffelstampfer zerdrücken. Das Püree mit dem Spinat, dem Ei und den Semmelbröseln verrühren. • Eine kleine, feuerfeste Form (Inhalt etwa 300 ml) gut ausfetten und das Gemüsemus einfüllen. Die Form in einen Topf stellen und soviel Wasser in den Topf gießen, daß die Form zu zwei Dritteln im Wasserbad steht. Dann den Deckel auflegen, das Wasser zum Kochen bringen und bei mittlerer Hitze etwa 15 Minuten kochen lassen. • Inzwischen die Milch mit der Crème double erwärmen. • Den fertigen Gemüse-Flan auf einen Kinderteller stürzen und mit der Milch umgießen.

Zarter Kartoffelbrei mit frischen Tomaten

(ab 5. Monat)

Tomaten sind so zart, daß sie bereits sehr früh roh gegessen werden können. Vorausgesetzt, Sie entfernen Schale, Kerne und Stielansatz sowie alle grünlich gefärbten Stellen.

70 g Kartoffeln · 100 g reife Fleischtomaten ·
2 Basilikumblätter · 1 Eßl. Butter
Etwa 620 kJ/150 kcal
3 g Eiweiß · 9 g Fett · 15 g Kohlenhydrate

● Vorbereitungszeit: etwa 5 Minuten
● Garzeit: etwa 20 Minuten

So wird's gemacht: Die Kartoffeln waschen und in einem kleinen Topf mit wenig Wasser zum Kochen bringen. Bei schwacher Hitze in etwa 15 bis 20 Minuten weich garen. • Inzwischen Wasser in einem Topf zum Kochen bringen. Die Tomaten waschen und in das heiße Wasser legen, den Topf vom Herd nehmen und die Tomaten 2 Minuten ziehen lassen. Dann die Tomaten herausheben, die Haut abziehen und das Fruchtfleisch durch ein Sieb passieren. • Die Basilikumblätter waschen und mit einem Wiegemesser sehr fein hacken. • Die Kartoffeln pellen, ebenfalls durch das Sieb drücken oder einfach mit einer Gabel verkneten. • Die Kartoffeln mit dem Tomatenmus, dem Basilikum und der Butter verrühren und in den Warmhalteteller füllen.

Zartes Fenchel-Gemüse

(ab 4. Monat)

Fenchel und Kümmel beruhigen den Magen und beugen Blähungen vor. Außerdem enthält Fenchel besonders viel Vitamin C und Folsäure. Eine ideale Mahlzeit für kranke Kinder.

Zutaten für 1 Portion:
1 Kartoffel von etwa 50 g · 100 g Fenchelknolle ·
1 Prise Kümmelsamen · 1 Eßl. Butter
Etwa 670 kJ/160 kcal
4 g Eiweiß · 9 g Fett · 17 g Kohlenhydrate

- Vorbereitungszeit: etwa 10 Minuten
- Garzeit: etwa 15 Minuten

<u>So wird's gemacht:</u> Die Kartoffel waschen und mit einem Sparschäler schälen. In 2 cm große Würfel schneiden. • Den Fenchel waschen, fleckige, dunkle Stellen abschneiden und den Fenchel kleinschneiden. • Das Gemüse mit 2 Eßlöffeln Wasser und dem Kümmel in einem kleinen Topf zum Kochen bringen. Bei schwacher Hitze in etwa 12 bis 15 Minuten weich dünsten. Nun die Kümmelsamen herausfischen. Das Gemüse mit einem Pürierstab fein zermusen und dabei die Butter einarbeiten.

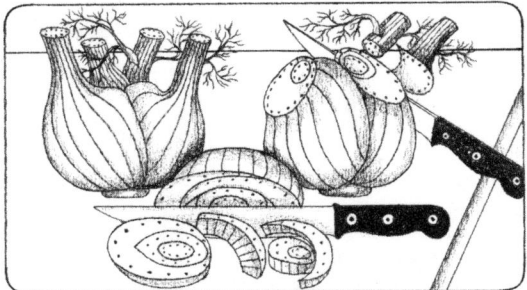

Zum Kleinschneiden der Fenchelknollen die Stiele abschneiden, die Knollen halbieren, wie Zwiebeln in Scheiben schneiden.

Abends: Milchbrei

Im Laufe des fünften Monats wird es allmählich Zeit, das Baby an den zweiten Brei zu gewöhnen: den Vollmilch-Getreide-Brei. Doch keine Sorge: Sie müssen nicht auch schon abends den Kampf mit dem Löffel aufnehmen. Bis zur Butterbrot-Zeit (ab zehnten Monat) können Sie Ihrem Kind diese Mahlzeit mit der Flasche geben. Das ist gerade abends gemütlicher für Sie und Ihr Baby. Die meisten Rezepte sind trotz der Bezeichnung Brei dazu geeignet – wenn Sie einen Breisauger mit breitem Schlitz benutzen. Wir haben in unseren Rezepten an beide Möglichkeiten gedacht.

Vollmilchbreie, die nur mit heißem Wasser angerührt werden, gibt es in vielen Geschmacksrichtungen zu kaufen. Doch enthalten diese Instant-Breie viel Zucker, keine frischen Zutaten und schmecken nicht besonders gut. Die Zeitersparnis bei der Herstellung ist minimal.

Es gibt auch Fertigprodukte, die mit Frischmilch angerührt werden, doch auch diese sind im Grunde nicht notwendig. Auch hier eine Ausnahme: alle Hersteller bieten kuhmilchfreie Breie an – bei Kuhmilchunverträglichkeit sind diese zu empfehlen. Sonst müssen Sie nämlich zuerst die Fertigmilch herstellen und daraus dann den Brei kochen – das ist sehr umständlich. Noch etwas: Die erfahrene Großmutter wird wahrscheinlich meinen, dieser Vollmilch-Getreide-Brei sei im Kostplan der erste. Das wurde früher nämlich so gehalten. Das Problem der Eisenversorgung hat aber zur umgekehrten Reihenfolge geführt. Außerdem füttern Mütter ihn oft zu reichlich: die Kinder nehmen dann zu schnell zu. Doch wenn Ihr Kind nachts immer noch viel Hunger hat und Sie regelmäßig weckt und Sie davon allzu erschöpft sind, dann können Sie diesen Brei schon ab dem vierten Monat geben. Sie sollten die Milch dann im Verhältnis 2:1 mit Wasser verdünnen.

Der erste Vollmilchbrei für die Flasche

(ab 5. Monat)

Vor dem fünften Monat werden statt 200 ml Vollmilch nur 160 ml Milch und 70 ml Wasser benötigt. Die Flocken werden dann mit dem Wasser angerührt und in die kochende Milch gegossen.

Zutaten für 1 Portion:
200 ml frische, pasteurisierte Vollmilch ·
20 g Vollkornflocken · 7 g Zucker · 3 Teel.
frisch gepreßter Orangensaft
Etwa 980 kJ/230 kcal
9 g Eiweiß · 8 g Fett · 31 g Kohlenhydrate

● Zubereitungszeit: etwa 10 Minuten

So wird's gemacht: In einem kleinen Topf die Hälfte der Milch mit den Vollkornflocken glatt verrühren. Die Flüssigkeit unter ständigem Schlagen mit dem Schneebesen zum Kochen bringen. 2 bis 3 Minuten kochen lassen. ● Den Topf vom Herd ziehen und unter weiterem Rühren den Zucker und die übrige Milch hinzufü-

Mein Tip Dieses Grundrezept können Sie bis zum ersten Butterbrot beibehalten. Nach dem sechsten Monat können Sie den Zucker durch Honig, Ahornsirup oder Zuckerrohrgranulat ersetzen. Wenn Sie Ihr Baby nicht so süß ernähren wollen, sollten Sie auf Traubenzucker zurückgreifen.
Statt Orangensaft können Sie auch andere Säfte und Fruchtmus verarbeiten: Bananen, Äpfel oder Erdbeeren eignen sich besonders gut.

gen. Zum Schluß den Orangensaft durch ein Sieb in die Milch gießen, die Milch in eine Flasche füllen und gut schütteln. Sie hat jetzt Trinktemperatur.

Milchreis mit Beerensaft für die Flasche

(ab 5. Monat)

Zutaten für 1 Portion:
3 Eßl. tiefgefrorene Himbeeren · 200 ml Milch ·
2 Eßl. Vollkorn-Reisschleim (20 g)
Etwa 900 kJ/210 kcal
7 g Eiweiß · 7 g Fett · 31 g Kohlenhydrate

● Zeit zum Auftauen: etwa 15 Minuten
● Zubereitungszeit: etwa 10 Minuten

So wird's gemacht: Die Himbeeren auftauen lassen und durch ein Sieb streichen. ● Die Hälfte der Milch mit dem Reisschleim anrühren. In einen kleinen Topf geben, zum Kochen bringen und bei schwacher Hitze etwa 3 Minuten ausquellen lassen. Dabei ständig rühren, damit der Brei nicht ansetzt. ● Den Topf vom Herd ziehen und nach und nach die übrige Milch und den Himbeersaft unterrühren. ● Die Flüssigkeit in die Flasche füllen und nochmals kräftig schütteln.

Im Laufe des sechsten Monats wird mit dem Füttern ▷ des Getreide-Obstbreies begonnen. Die Bilder zeigen (von links nach rechts) die bereitgestellten Zutaten, das Erwärmen des Wassers, das Übergießen der Instant-Flocken mit dem kochenden Wasser und das Vorbereiten der Früchte. Rezept für den Getreideflokken-Obstbrei Seite 49.

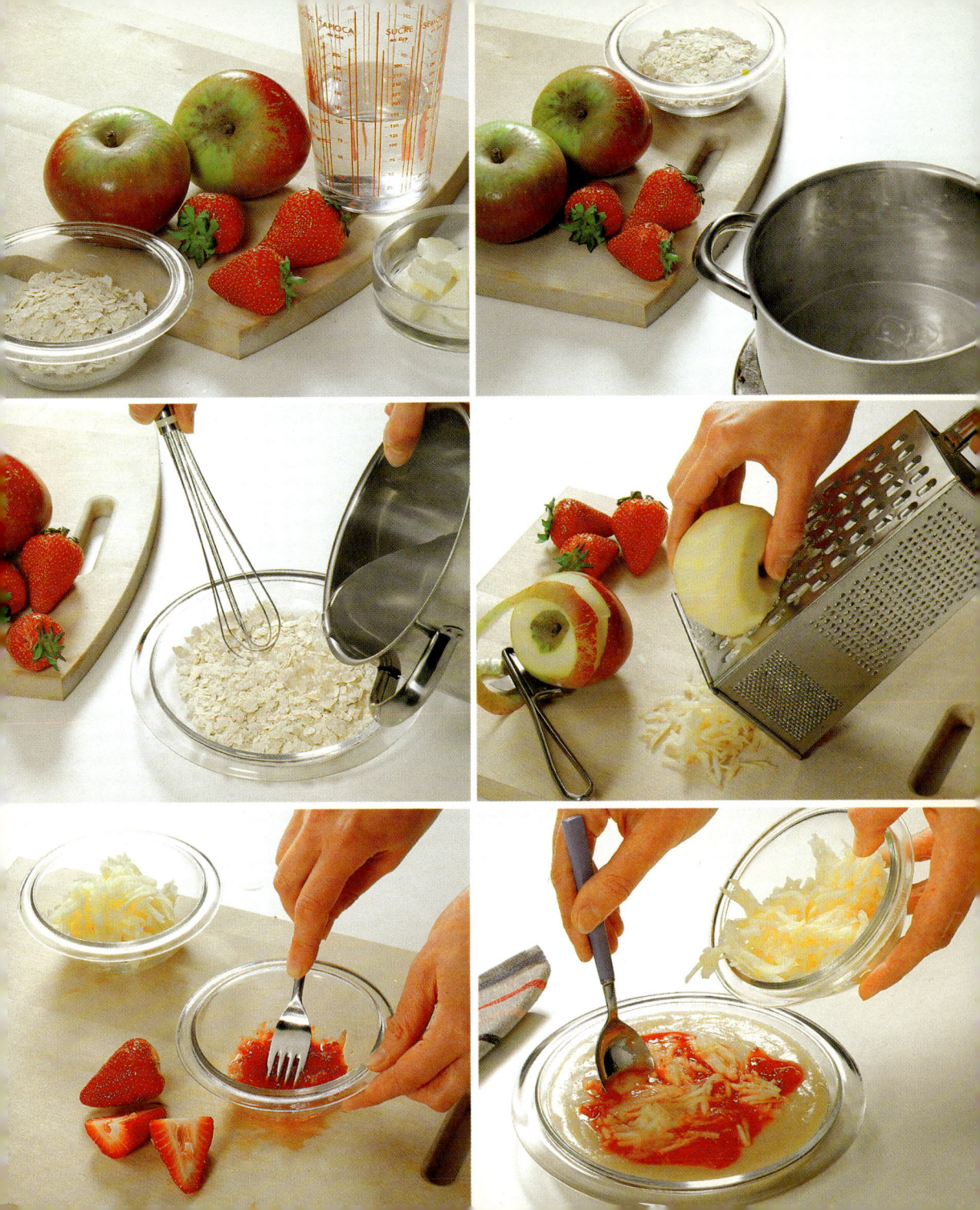

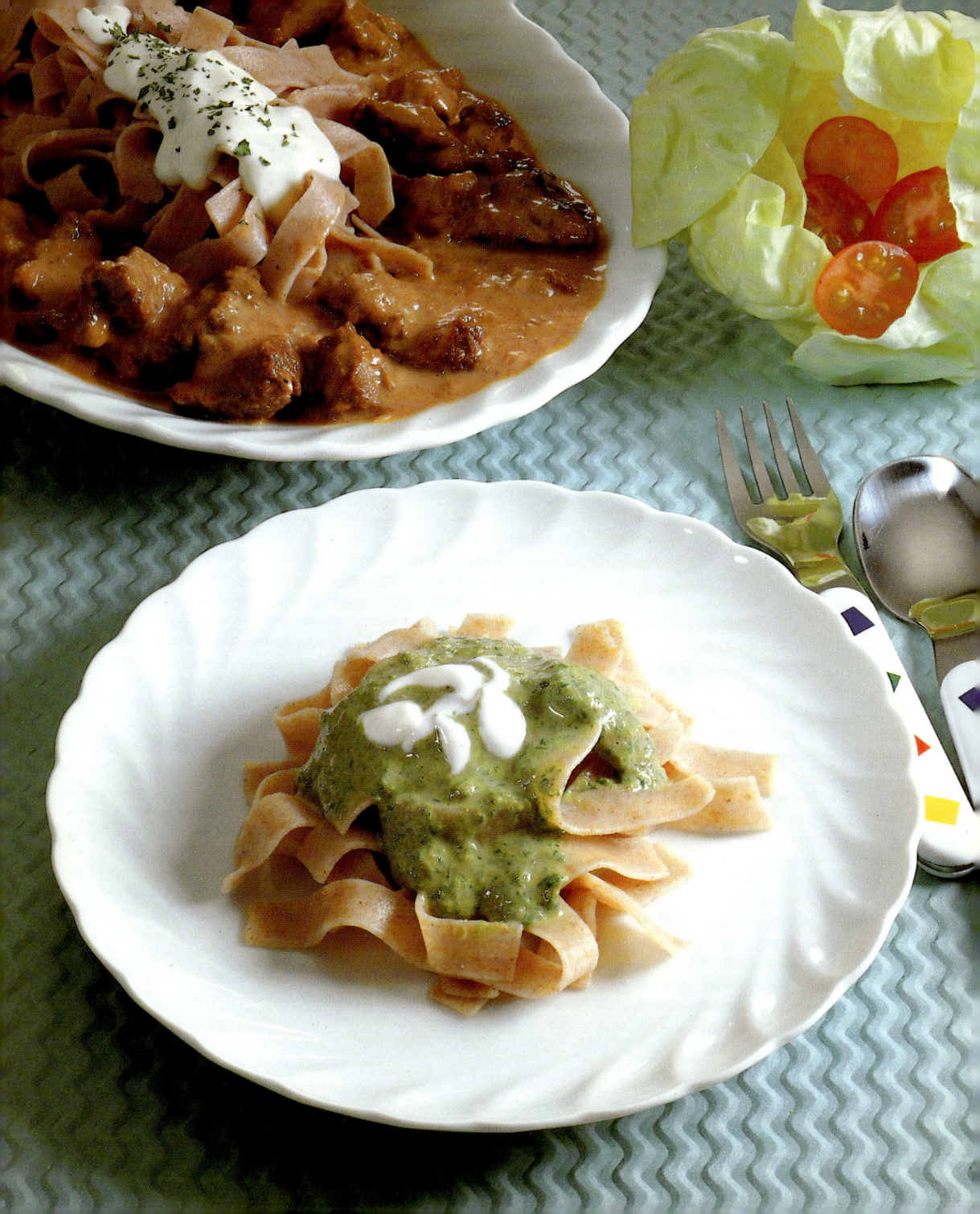

Grießbrei mit Traubenmus zum Löffeln
(ab 6. Monat)

Zutaten für 1 Portion:
4–5 süße Weintrauben · 200 ml Milch ·
3 Eßl. Vollkorn-Kindergrieß (30 g)
Etwa 1000 kJ/240 kcal
10 g Eiweiß · 7 g Fett · 34 g Kohlenhydrate

● Zubereitungszeit: etwa 10 Minuten

So wird's gemacht: Die Trauben waschen und halbieren. Die Schale abziehen und die Kerne entfernen. Das Fruchtfleisch fein hacken, den Saft dabei auffangen. ● Die Hälfte der Milch in einem kleinen Topf erhitzen. Den Grieß zugeben und in der Milch aufkochen. Bei schwacher Hitze in etwa 3 Minuten ausquellen lassen. Dabei ständig umrühren, damit der Brei nicht ansetzt. ● Den Topf vom Herd ziehen, nach und nach die übrige Milch mit dem Schneebesen unterschlagen und den Brei in ein Schälchen füllen. Das Traubenmark darüber geben.

◁ Sobald das Kind größer wird, muß nicht mehr jede Mahlzeit extra gekocht werden. Aus dem Gulasch mit Nudeln und Kopfsalat für die Erwachsenen wird durch wenig Abwandlung das Salatgemüse mit Nudeln und Fleischstreifen für das Kind. Rezept Seite 59.

Zwieback mit Milch und Karottenmus
(ab 5. Monat)

Zutaten für 1 Portion:
200 ml Milch · 3 Zwiebäcke · 2 Eßl. Karotten-
mus aus dem Glas (ohne Zusätze)
Etwa 1060 kJ/255 kcal
10 g Eiweiß · 9 g Fett · 34 g Kohlenhydrate

● Zubereitungszeit: etwa 5 Minuten

So wird's gemacht: Die Milch in einem Topf erhitzen – sie muß nicht unbedingt kochen, wenn sie aus einer frischen Packung kommt. ● Die Zwiebäcke in eine Stoffserviette geben, an den vier Enden anfassen und zusammendrehen. Mit einem Kartoffelstampfer die Zwiebäcke grob zerkleinern, in einen Kinderteller geben. ● Die heiße Milch darübergießen, etwa 1 Minute einziehen lassen und dann mit dem Karottenmus verrühren.

Porridge mit Apfel
(ab 5. Monat)

Ist Ihr Kind ein begeisterter und immer hungriger Esser, ist dieser Brei ideal: der Zucker wird durch Apfel ersetzt – dadurch erhöht sich die Breimenge, nicht aber der Kaloriengehalt!

Zutaten für 1 Portion:
200 ml Milch · 2 gehäufte Eßl. blütenzarte
Haferflocken · 1 kleiner, milder Apfel (zum
Beispiel Delicious oder Cox Orange)
Etwa 1000 kJ/240 kcal
9 g Eiweiß · 9 g Fett · 32 g Kohlenhydrate

● Zubereitungszeit: etwa 15 Minuten

So wird's gemacht: Die Milch mit den Haferflocken in einen kleinen Topf füllen und bei mittlerer Hitze zum Kochen bringen. Nach 1 Minute vom Herd ziehen und zugedeckt 3 bis 4 Minuten quellen lassen. • Inzwischen den Apfel unter fließendem Wasser gründlich waschen, trockenreiben und schälen. Das Fruchtfleisch auf einer Apfelreibe rundherum fein abreiben, daß das Kerngehäuse und die Blüte übrig bleiben. Den geriebenen Apfel unter den Haferbrei rühren und alles in einen Kinderteller füllen.

Frischer Vollkornbrei
(ab 6. Monat)

Ab dem sechsten Monat dürfen Sie Ihrem Kind auch frisch gemahlenes Vollkornmehl geben. So können Sie aus Hirse und Reis auch eine glutenfreie Mehlmischung selber herstellen.

25 g gut gereinigtes und verlesenes Getreide (Weizen, Hafer, Reis, Dinkel, Roggen, Gerste oder Hirse) · 200 ml Milch · 1 Teel. Honig · 1 Stückchen reife Banane (30 g)
Etwa 1100 kJ/260 kcal
10 g Eiweiß · 8 g Fett · 37 g Kohlenhydrate

- Vorbereitungszeit: etwa 10 Minuten
- Garzeit: etwa 4 bis 5 Minuten

So wird's gemacht: Die Getreidekörner in einer Getreidemühle mehlfein mahlen. Sie können eventuell auch eine Kaffeemühle benutzen, sollten dann aber zweimal mahlen. • Das Mehl mit der Milch in einem Topf anrühren und bei mittlerer Hitze zum Kochen bringen. Bei schwacher Hitze etwa 4 bis 5 Minuten unter Rühren leicht kochen lassen. • Den Honig zugeben. Die Banane ganz fein zerdrücken und ebenfalls unterziehen. • Den Brei in einen Kinderteller füllen und etwas abkühlen lassen.

Nachmittags: Getreide-Obstbrei

Jeden Monat ein neuer Brei: nun wird im Laufe des sechsten Monats die Nachmittagsmahlzeit durch einen Getreide-Obst-Brei ersetzt. Er sollte mit Wasser zubereitet werden. Denn Ihr Baby benötigt im zweiten Lebenshalbjahr etwa 400 ml Vollmilch – die bekommt es bereits morgens und im Abendbrei. Greifen Sie also nicht zu milchhaltigen Instant-Obstbreien. Denn diese enthalten außer der überflüssigen Milch auch noch zuviel Zucker und sehr wenig Obst. Wenn Sie Instant-Flocken benutzen, achten Sie darauf, daß keine weiteren Beimischungen zugesetzt sind. Reines Obstmus oder Fruchtjoghurt können diesen Brei nicht ersetzen, denn gerade auf die Bestandteile des Getreides kommt es an. Joghurt würde zuviel Eiweiß liefern, Obst allein zu wenig Kalorien.

Mein Tip Instant-Flocken sind vorbehandelte Getreideflocken, die nicht mehr kochen müssen, sondern nur noch mit heißer Flüssigkeit angerührt werden. Häufig sind solche Produkte mit Obstflocken, Zucker, Honig, Maltodextrinen oder ähnlichen süßen Zusätzen angereichert. Verzichten Sie auf diese Produkte: Ihrem Kind schmeckt die natürliche Fruchtsüße ebenso gut, es gewöhnt sich nicht frühzeitig an einen zuckersüßen Brei und bekommt mit Frischobst viel mehr wertvolle Nährstoffe mitgeliefert.

Schneller Getreide-flocken-Obstbrei

(ab 6. Monat)
Bild Seite 45

Zutaten für 1 Portion:
1 süßer Apfel · 2–3 Erdbeeren · 100 ml Wasser ·
20 g Instant-Haferflocken ohne Zusätze ·
1 Eßl. Butter
Etwa 890 kJ/210 kcal
3 g Eiweiß · 10 g Fett · 28 g Kohlenhydrate

● Zubereitungszeit: etwa 10 Minuten

So wird's gemacht: Den Apfel gründlich waschen, mit einem Sparschäler schälen und auf einer Apfelreibe fein reiben. • Die Erdbeeren

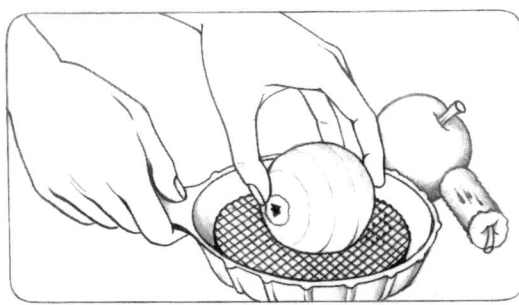

Ganz einfach lassen sich Äpfel reiben, indem die ganzen, geschälten Früchte an Blüte und Stiel angefaßt werden und das Fruchtfleisch rundherum abgerieben wird. Übrig bleiben Kerngehäuse, Blütenansatz und Stiel.

waschen, das Grün abzupfen und die Beeren mit einer Gabel sehr fein zerdrücken. • Das Wasser zum Kochen bringen. Die Flocken in einen Teller füllen, das kochende Wasser angießen und gut verrühren. Dann die Butter zugeben und unterziehen. Zum Schluß den Apfel und die Erdbeeren untermischen.

7-Korn-Brei mit Mandarinen

(ab 6. Monat)

Zutaten für 1 Portion:
2 Mandarinen · Wasser · 20 g 7-Korn-Flocken ·
1 Eßl. Butter
Etwa 810 kJ/190 kcal
3 g Eiweiß · 9 g Fett · 25 g Kohlenhydrate

● Zubereitungszeit: etwa 15 Minuten

So wird's gemacht: Die Mandarinen schälen und grob von den weißen Hautfasern befreien. In einer hohen Schüssel mit dem Pürierstab zermusen und das Püree in ein grobes Sieb gießen. Den Saft ausdrücken und auffangen, mit Wasser auf 200 ml auffüllen. • Die Hälfte dieser Flüssigkeit mit den 7-Korn-Flocken verrühren, in einem Topf zum Kochen bringen, etwa 2 Minuten kochen lassen. • Dann die Butter im Brei schmelzen lassen und mit dem restlichen Saft verrühren.

Bananenbrei

(ab 6. Monat)

Zutaten für 1 Portion:
125 ml Wasser · 20 g Weizenflocken ·
100 g Banane ohne Schale · 1 Eßl. Butter
Etwa 1000 kJ/240 kcal
4 g Eiweiß · 9 g Fett · 36 g Kohlenhydrate

● Zubereitungszeit: etwa 10 Minuten

So wird's gemacht: Das Wasser mit den Flocken in einem kleinen Topf verrühren. Bei schwacher Hitze zum Kochen bringen, etwa 1 bis 2 Minuten kochen lassen und dann vom Herd ziehen. •

Die Banane in den Topf schneiden, die Butter zugeben und mit einem Pürierstab durchmixen oder mit einer Gabel zerdrücken und schlagen. In einen Kinderteller füllen.

Ungekochter Pfirsichbrei
(ab 6. Monat)

Zutaten für 1 Portion:
100 ml Wasser · 20 g Instant-Flocken ·
1 Eßl. Butter · 1 reifer Pfirsich
Etwa 850 kJ/200 kcal
4 g Eiweiß · 10 g Fett · 26 g Kohlenhydrate

● Zubereitungszeit: etwa 10 Minuten

So wird's gemacht: Das Wasser einmal aufkochen lassen, heiß über die Flocken gießen und verrühren. • Die Butter zugeben und ebenfalls unterziehen. • Den Pfirsich gründlich waschen, in einer kleinen Schüssel mit kochend heißem Wasser begießen. Den Pfirsich 2 Minuten ziehen lassen, bis sich die Schale leicht abziehen läßt. Den Pfirsich häuten, in Viertel schneiden und vom Kern lösen, das Fruchtfleisch mit dem Pürierstab zerkleinern. Das Pfirsichmus unter den Brei ziehen.

Kirschreis
(ab 6. Monat)

Dieses Rezept wird unkomplizierter, wenn Sie statt der Reiskörner 20 g Reisflocken (Reisschleim) im Wasser kochen.

Zutaten für 1 Portion:
20 g Vollkorn-Rundkornreis · 200 ml Wasser ·
50 g Süßkirschen · 50 g Banane ohne Schale ·
1 Eßl. Butter

Etwa 740 kJ/180 kcal
3 g Eiweiß · 9 g Fett · 30 g Kohlenhydrate

● Quellzeit: etwa 6 Stunden
● Zubereitungszeit: etwa 10 Minuten
● Garzeit: etwa 20 Minuten

So wird's gemacht: Den Reis in einer Glasschüssel mit dem Wasser übergießen, zudecken und im Kühlschrank 6 Stunden quellen lassen. • Dann die Wasser-Reis-Mischung in einen Topf geben und bei schwacher Hitze etwa 20 Minuten kochen, bis der Reis ganz weich ist. • Die Kirschen putzen, gründlich waschen und während der letzten 5 Minuten Garzeit zum Reis geben. • Die Kerne mit einem kleinen Löffel aus den weichen Kirschen heben und das Bananenstück und die Butter zum Brei geben, mit dem Pürierstab fein zermusen. Den fertigen Brei in einen Kinderteller füllen, eventuell mit etwas abgekochtem Wasser noch verdünnen.

Zwischendurch: Saft und Früchte

Ein wenig reines Fruchtmus oder ein Schlückchen frischer Saft sind keine vollen Mahlzeiten, aber auch keine reinen Durstlöscher. Sie eignen sich vielmehr für den kleinen Imbiß zwischendurch oder als Nachtisch zum Mittagsbrei. Rezepte für Saft finden Sie auf Seite 70. Obstmuse können Sie ganz frisch aus etwas weicher Banane oder einem Apfel herstellen – Sie benötigen ja nur kleine Mengen. Auf Seite 69 finden Sie noch ein Rezept, das Sie auf Vorrat zubereiten und dann in kleinen Portionen einfrieren können. Dies ist vor allem ideal, wenn Ihr Kind rohes Obst noch nicht so gut verträgt, wenn Sie nichts Frisches mehr im Haus oder absolut keine Zeit zum Zubereiten haben.

Ernährung vom 8. bis 12. Monat

Der Übergang zur Kleinkindkost

Ja, so schnell geht das - am Ende des ersten Lebensjahres wird Ihr Baby mit Ihnen am Tisch sitzen und »von Ihrem Teller essen« - sozusagen. Sie sollten es ganz langsam und allmählich an diese Selbständigkeit heranführen.

Den ersten Schritt können Sie tun, wenn Ihr Kind einige Minuten frei auf dem Boden sitzen kann. Das geschieht meist zwischen dem zehnten und zwölften Monat. Dann ist es Zeit, den Babyhochstuhl einzuweihen. Ist das Kind für den Sitz noch zu klein, können Sie passende Polstereinsätze besorgen - dann hat es im Sitz mehr Halt. Und noch eines: Wählen Sie nur Stühle, deren Polster abwaschbar sind. Dann können Sie nämlich unbesorgt Ihrem Kind den Wunsch erfüllen, der sich nach kurzer Zeit ergibt: auch einmal alleine zu löffeln. Breiten Sie eine Kunststoffplane auf den Boden unter den Stuhl aus, legen Sie Ihrem Sprößling ein Riesenlätzchen um, und geben Sie ihm einen rechtwinklig gebogenen Kinderlöffel in die Hand. Sie werden staunen, wie das die Lust am Essen fördert.

Doch auch Brot in der Hand halten und abbeißen will gelernt sein. Anfangs können Sie die Brote noch in Häppchen schneiden. Doch lassen Sie nach und nach die Happen so groß werden, daß gebissen werden muß. Die Kruste müssen Sie übrigens nicht entfernen - es sei denn, sie ist verbrannt. Denn die Zähne sollen auch etwas zum Knabbern haben. Auch beim Trinken macht Ihr Kind Fortschritte. Die Morgen- und Abendmilch sollten Sie Ihrem Baby noch zugestehen - es ist schließlich noch ein Säugling. Doch der kleine Durst zwischendurch kann durchaus auch mit einem Schluck aus der Schnabeltasse gelöscht werden. Manche Kinder kommen von vornherein mit einem einfachen Becher besser zurecht. Und wieder andere haben mit dem Strohhalm die größten Erfolgserlebnisse. Finden Sie heraus, welche Methode Ihrem Kind liegt. Halten Sie den Becher aber immer fest, auch wenn sich das Kind - natürlich - dagegen wehrt. Denn sonst wird sicher die Hälfte verschüttet und Sie sind ärgerlich. Noch ein Tip: am besten mit purem Wasser in der Badewanne üben - da kann soviel danebengehen wie will!

Es darf gekaut werden

Die Zähne wachsen und wollen Arbeit haben. Pürieren Sie das Essen für Ihr Kind nicht mehr, sondern zerdrücken Sie es grob mit der Gabel. Die Mittagsmahlzeit in ihrer Zusammensetzung aus Gemüse und Fleisch bleibt bestehen. Nun können Sie das Repertoire erweitern und die Menge etwas erhöhen. Gegen Ende des ersten Lebensjahres können Sie auch schon für alle zusammen kochen - unsere Vorschläge »aus Groß mach Klein« (Seite 58) sind für Baby und Eltern gut geeignet. Morgens gibt es noch die Milchflasche und vielleicht schon etwas Brot. Der Abendbrei wird ebenfalls allmählich durch belegte Brote mit warmer Vollmilch ersetzt. Oder Sie kochen einmal eine der (gar nicht so) süßen Milchspeisen.

Gegen Ende des ersten Jahres kann auch der Getreide-Obst-Brei durch Frischobst und Knabberzwieback ersetzt werden. Auch Joghurt und Vollkornkekse dürfen es einmal sein. Nur: 400 ml Milch oder Milchprodukte muß Ihr Kind am Tag bekommen!

Kinder aus Allergikerfamilien sollten bis zum Ende des ersten Jahres noch mit der Babymilchnahrung vorliebnehmen.

Versuchen Sie, die Entdeckung von Kakao noch hinauszuzögern - Ihrem Kind schmeckt die Milch auch pur, wenn es sie nicht anders kennt!

Gemüse-Mahlzeiten

Sie können immer noch Breie des vorigen Kapitels kochen. Dabei aber die Mengen allmählich – je nach Appetit – erhöhen (Fleisch auf 35 g steigern) und das Gemüse nicht mehr so fein zerkleinern. Je nach Saison können Sie aber auch einige andere Gemüsesorten ausprobieren.

Kohlrabi-Zweierlei

(ab 8. Monat)

Zutaten für 1 Portion:
1 Kohlrabi (etwa 150 g) · 100 g Kartoffeln ·
1 Eßl. Butter · 1 Eigelb
Etwa 1100 kJ/260 kcal
8 g Eiweiß · 14 g Fett · 25 g Kohlenhydrate

- Vorbereitungszeit: etwa 10 Minuten
- Garzeit: etwa 15 Minuten

So wird's gemacht: Die Blätter von der Kohlrabiknolle brechen, die Knolle und die zartesten Blätter gründlich waschen. Die Kartoffeln ebenfalls waschen. • Den Kohlrabi und die Kartoffeln schälen, in 1 cm große Würfel schneiden. • Die Hälfte der Butter in einem kleinen Topf zerlassen, den Kohlrabi und die Kartoffeln zugeben und andünsten. 2 Eßlöffel Wasser zugeben, den Topfdeckel auflegen und bei schwacher Hitze in etwa 15 Minuten weichdünsten. • Inzwischen die zartesten Kohlrabiblätter von den Stielen befreien und sehr fein hacken. Insgesamt sollten höchstens 2 Eßlöffel Blattstückchen verwendet werden. Diese 5 Minuten vor Ende der Garzeit zum Gemüse geben und mitkochen. • Wenn das Gemüse weich ist, in einen Warmhalteteller füllen und mit der restlichen Butter und dem Eigelb vermischen. Mit einer Gabel grob zerdrücken.

Rahmkartoffeln mit Blumenkohl

(ab 8. Monat)

Zutaten für 1 Portion:
150 g Kartoffeln · 150 g Blumenkohlröschen ·
3 Eßl. Milch · 1 Eßl. Sahne · 1 Teel. Butter ·
1 Teel. gehackte Petersilie · 1 Eigelb
Etwa 1400 kJ/330 kcal
10 g Eiweiß · 17 g Fett · 32 g Kohlenhydrate

- Vorbereitungszeit: etwa 15 Minuten
- Garzeit: etwa 15 Minuten

So wird's gemacht: Die Kartoffeln unter fließendem Wasser, den Blumenkohl in stehendem Wasser gründlich waschen. • Die Blumenkohlröschen in kleine Knospen teilen, die Stiele in 1 cm große Stücke schneiden. • Die Kartoffeln schälen und in 2 cm große Würfel schneiden. • Die Milch mit der Sahne in einem Topf erhitzen, die Kartoffeln und den Blumenkohl zugeben. Bei schwacher Hitze in etwa 15 Minuten garen. • Das Gemüse in einen Warmhalteteller geben, die Butter, die Petersilie und das Eigelb hinzufügen und alles mit einer Gabel leicht zerdrücken und mischen.

Honig-Möhrchen mit Kartoffelschnee

(ab 8. Monat)

Zutaten für 1 Portion:
150 g Möhren · 40 g mageres Schweinefleisch ·
100 g mehlig kochende Kartoffeln · 1 Eßl.
Butter · ½ Teel. Honig · 1 Prise Anis
Etwa 1200 kJ/290 kcal
11 g Eiweiß · 13 g Fett · 32 g Kohlenhydrate

• Zubereitungszeit: etwa 30 Minuten

So wird's gemacht: Die Möhren von Wurzeln und Grün befreien, gründlich waschen, dünn schälen und in ½ cm dicke Scheiben schneiden. • Das Fleisch in Streifen schneiden. • Die Kartoffeln waschen, in einem kleinen Topf mit wenig Wasser in etwa 15 Minuten gar kochen. • Die Hälfte der Butter in einem Topf zerlassen, die Möhren und das Fleisch darin andünsten. Wenn nötig, noch 2–3 Eßlöffel Wasser zufügen, den Deckel schließen und bei schwacher Hitze in etwa 15 Minuten garen. • Wenn die Möhren weich sind, den Honig, den Anis und die übrige Butter zugeben, den Topf vom Herd ziehen. • Die gegarten Kartoffeln pellen und mit der Kartoffelpresse direkt auf den Warmhalteteller drücken. Die Honigmöhrchen darüber verteilen.

Püree mit Rosenkohlblättchen
(ab 10. Monat)

Zutaten für 1 Portion:
150 g Kartoffeln · 150 g Rosenkohl · 1 Eßl.
Butter · 3 Eßl. Milch · 1 Eßl. Magerquark ·
1 Teel. feingehackte Petersilie
Etwa 1300 kJ/310 kcal
15 g Eiweiß · 10 g Fett · 36 g Kohlenhydrate

• Vorbereitungszeit: etwa 10 Minuten
• Garzeit: etwa 15 Minuten

So wird's gemacht: Die Kartoffeln gründlich waschen, in einem kleinen Topf mit wenig Wasser etwa 15 Minuten garen. • Den Rosenkohl waschen, die Stiele abschneiden und die äußeren Blättchen entfernen. Die einzelnen Knospen dann in Blätter »zerlegen«. In einem Topf 6 Eßlöffel Wasser zum Kochen bringen, die Blätt-

chen zugeben und bei mittlerer Hitze etwa 15 Minuten garen. • Inzwischen die gegarten Kartoffeln pellen, in einem Schüsselchen mit dem Kartoffelstampfer zerdrücken. • Die Butter, die Milch, den Quark und die Petersilie zugeben und alles mit der Gabel cremig schlagen. • Zum Schluß die Rosenkohlblättchen mit der Kochflüssigkeit unterziehen.

Karottenreis mit Hühnerfleisch
(ab 8. Monat)

Zutaten für 1 Portion:
150 g Karotten · 40 g Hühnerbrustfilet · 2 Teel.
Butter · 30 g Reis · 2 Eßl. Orangensaft
Etwa 1700 kJ/400 kcal
14 g Eiweiß · 17 g Fett · 49 g Kohlenhydrate

• Vorbereitungszeit: etwa 10 Minuten
• Garzeit: etwa 25 Minuten

So wird's gemacht: Die Möhren von Wurzeln und Grün befreien, waschen und schälen. Auf einer groben Raspel reiben. • Das Hähnchenfleisch in kleine Würfel schneiden, in 1 Teelöffel Butter andünsten, die Karotten und den Reis zugeben. • Mit ¼ l Wasser angießen, zum Kochen bringen und bei schwacher Hitze etwa 25 Minuten garen. • Den Karottenreis in einen Warmhalteteller füllen, die restliche Butter und den Orangensaft unterziehen.

Süße Milchspeisen

... sind ein beliebtes Abendessen, wenn der Milchbrei zu langweilig wird. Sie sind schon kerniger und geben mehr Kauarbeit. Sie können auch ausnahmsweise ein Mittagessen ersetzen – dann sollte das Kind aber abends etwas Fleisch und Gemüse bekommen.

Müslibrei zum Löffeln
(ab 10. Monat)

Zutaten für 1 Portion:
200 ml Milch · 1 Teel. Rosinen · 4 Eßl. zarte
Haferflocken · 2 Eßl. zerdrückter
Vollkornzwieback · 1 Teel. gemahlene
Haselnüsse · ½ Apfel
Etwa 1300 kJ/310 kcal
11 g Eiweiß · 10 g Fett · 43 g Kohlenhydrate

- Vorbereitungszeit: etwa 10 Minuten
- Quellzeit: etwa 30 Minuten

So wird's gemacht: Die Milch erhitzen. • Die Rosinen waschen und in ein Schüsselchen geben. Die Haferflocken, die Zwiebackkrümel

Mein Tip Wenn Sie öfter Brei mit Zwieback anrühren oder auch andere Kindergerichte mit Zwieback andicken, können Sie gleich Brösel auf Vorrat herstellen: Legen Sie einige Zwiebackscheiben in einen Gefrierbeutel, wickeln Sie ihn in ein Küchentuch, und zerdrücken Sie den Inhalt mit dem Kartoffelstampfer. Die fertigen Brösel können Sie gleich im Beutel aufbewahren.

und die Nüsse zugeben und alles mit der heißen Milch begießen. Etwa 30 Minuten quellen lassen. • Den Apfel waschen, schälen, vom Kerngehäuse befreien und den Apfel grob raspeln. • Das Müsli mit den Apfelraspeln vermischen. Wenn Ihr Kind es lieber warm mag, zuvor nochmals kurz erhitzen.

Reispudding
(ab 8. Monat)
Bild 3. Umschlagseite

Zutaten für 1 Portion:
200 ml Milch · 25 g Milchreis · 1 kleine Banane
(etwa 100 g Fruchtfleisch) · 2 Teel. Rote-Bete-
Saft
Etwa 1300 kJ/310 kcal
9 g Eiweiß · 7 g Fett · 52 g Kohlenhydrate

- Zubereitungszeit: etwa 15 Minuten
- Quellzeit: etwa 3 Stunden

So wird's gemacht: Die Hälfte der Milch in einem kleinen Topf zum Kochen bringen, den Reis einstreuen und bei schwacher Hitze etwa 5 Minuten kochen lassen. • Die Banane schälen und mit dem Pürierstab fein zermusen, dabei den Rote-Bete-Saft zugeben. Das Bananenmus unter den heißen Reis ziehen. • Eine hübsche Puddingform (etwa ¼ l Inhalt) mit kaltem Wasser ausschwenken. Den Bananenreis in die Form füllen und den Pudding bei Zimmertemperatur ausquellen lassen. • Nach etwa 3 Stunden ist er fest und kann gestürzt werden. • Die restliche Milch als Getränk dazu geben.

Schokoladen-Buchweizengrütze
(ab 10. Monat)

Wenn Ihr Kind zu festem Stuhl neigt, ersetzen Sie das Kakaopulver durch einen Teelöffel gesüßten Sanddornsaft oder durch Hagebuttenmarmelade. Diese vitaminreichen Süßungsmittel sollten Sie aber erst nach dem Kochen zusetzen.

Zutaten für 1 Portion:
150 ml Milch · 1 Teel. Instant-Kakaopulver ·
30 g Buchweizenschrot · 1 Eßl. Sahne
Etwa 960 kJ/230 kcal
9 g Eiweiß · 9 g Fett · 30 g Kohlenhydrate

- Vorbereitungszeit: etwa 5 Minuten
- Garzeit: etwa 15 Minuten

So wird's gemacht: Die Milch mit dem Kakaopulver und dem Buchweizenschrot verrühren, in einem kleinen Topf bei schwacher Hitze zum Kochen bringen. Bei geschlossenem Deckel etwa 15 Minuten garen. • Die Grütze in einen Kinderteller füllen, die Sahne dazugießen und gut verrühren.

Flocken-Mix
(ab 8. Monat)

Dieses Müsli läßt sich mit verschiedenen Obstsorten (Bananen, Erdbeeren, Orangen) und mit unterschiedlichen Konfitüren oder Honig vielfältig abwandeln – je nach den Vorlieben Ihres Kindes.

Zutaten für 1 Portion:
30 g zarte Getreideflocken (beispielsweise Haferflocken) · 200 ml Milch · ½ Apfel · 1 Teel.
geschälte, gemahlene Mandeln · ½ Teel. Erdbeermarmelade
Etwa 1300 kJ/310 kcal
11 g Eiweiß · 11 g Fett · 43 g Kohlenhydrate

- Zubereitungszeit: etwa 10 Minuten

So wird's gemacht: Die Flocken in einen Warmhalteteller geben. • Die Milch erhitzen, 150 ml über die Flocken gießen, den Rest zum Trinken in einen Becher füllen. • Die Apfelhälfte waschen, schälen, das Kerngehäuse entfernen und den Apfel grob raspeln. • Die Apfelraspeln, die Mandeln und die Marmelade zum Müsli geben.

Grießschnitten
(ab 10. Monat)

Zutaten für 1 Portion:
200 ml Milch · 30 g Vollkorngrieß · 1 Teel.
Butter · 80 g Banane · 1 Teel. Orangensaft
Etwa 1500 kJ/360 kcal
10 g Eiweiß · 12 g Fett · 50 g Kohlenhydrate

- Vorbereitungszeit: etwa 15 Minuten
- Backzeit: etwa 15 Minuten

So wird's gemacht: Den Backofen auf 200° (Gas Stufe 3) vorheizen. • ⅛ l Milch abmessen, in einem kleinen Topf zum Kochen bringen und den Grieß einrieseln lassen. Bei mittlerer Hitze dick einkochen lassen, dann den Topf vom Herd ziehen und die Butter in den Brei rühren. • Den Grießbrei in ein Ragout-fin-Förmchen streichen, auf dem Rost in den Backofen (Mitte) schieben und in etwa 15 Minuten hellbraun überbacken. • Die übrige Milch mit der Banane und dem Orangensaft pürieren und diese Flüssigkeit in einen tiefen Teller gießen. • Den Grieß aus der Form lösen, in Scheiben schneiden und auf die Sauce legen.

Nachtisch

... muß nicht sein, kann aber ab und zu ein mageres Mittagessen ergänzen oder als kleine Nachmittagsmahlzeit dienen. Die Rezepte sind bewußt einfach gehalten – damit Sie tatsächlich Zeit haben, die Kleinigkeiten zuzubereiten und nicht statt dessen den bequemen Fertigjoghurt aufreißen. Solche kleinen Snacks sind bestens geeignet, Ihr Kind von anderen süßen Wünschen, die langsam wach werden, abzulenken.

Karotten-Orangen-Pudding

(ab 8. Monat)
Bild Seite 18

Zutaten für 1 Portion:
150 g Karotten · 1 Teel. Zuckerrohrgranulat ·
1 Blatt weiße Gelatine · ½ Orange · 1 Prise
Zimt · ½ Teel. Keimöl
Etwa 600 kJ/140 kcal
3 g Eiweiß · 3 g Fett · 27 g Kohlenhydrate

● Zubereitungszeit: etwa 30 Minuten
● Gelierzeit: etwa 3 Stunden

So wird's gemacht: Die Karotten gründlich waschen, die Wurzelenden und Stielansätze abschneiden, die Karotten schälen und in Scheiben schneiden. • In einem Topf etwa 6 Eßlöffel Wasser zum Kochen bringen, die Karotten und das Zuckerrohrgranulat hinzufügen und bei mittlerer Hitze 10 bis 15 Minuten garen. • Inzwischen die Gelatine etwa 10 Minuten in kaltem Wasser einweichen. • Die Orangenhälfte auspressen, den Saft mit dem Zimt und dem Öl vermischen. • Die noch heißen Karotten mit dem Pürierstab zermusen und die Gelatine im

heißen Mus auflösen. Den Orangensaft unterrühren. • Eine Puddingform (Inhalt etwa ¼ l) mit kaltem Wasser ausschwenken, das Karottenmus einfüllen und in den Kühlschrank stellen. Nach etwa 3 Stunden kann man den Pudding stürzen. • Vor dem Füttern auf Zimmertemperatur erwärmen lassen.

Traubenkompott

(ab 8. Monat)

Ein Nachtisch für Kinder, die schnell wund werden und zu Blähungen neigen.

Zutaten für 1 Portion:
150 g Weintrauben · 1 Teel. geriebene Mandeln
Etwa 540 kJ/130 kcal
2 g Eiweiß · 2 g Fett · 26 g Kohlenhydrate

● Zubereitungszeit: etwa 15 Minuten

So wird's gemacht: Die Trauben von den Stielen lösen, in warmem Wasser gründlich waschen und abtropfen lassen. Die Trauben halbieren und die Kerne entfernen. • In einem kleinen Topf 4 Eßlöffel Wasser mit den Trauben und den geriebenen Mandeln zum Kochen bringen. Bei schwacher Hitze etwa 3 Minuten kochen lassen, dann kaltstellen. • Das Kompott zimmerwarm füttern.

Bananen-Orangen-Creme

(ab 8. Monat)

Zutaten für 1 Portion:
1 kleine Orange · 1 kleine Banane · 150 g Dickmilch

Etwa 1200 kJ/290 kcal
8 g Eiweiß · 6 g Fett · 48 g Kohlenhydrate

● Zubereitungszeit: etwa 10 Minuten

So wird's gemacht: Die Orange bis auf das Fruchtfleisch abschälen, die Segmente zwischen den Trennhäuten herausschneiden und das Fruchtfleisch kleinschneiden. Den Saft dabei auffangen. • Die Banane schälen, mit einer Gabel zerdrücken und mit Orangensaft und -frucht vermischen. Die Dickmilch cremig rühren und mit dem Obst vermischen.

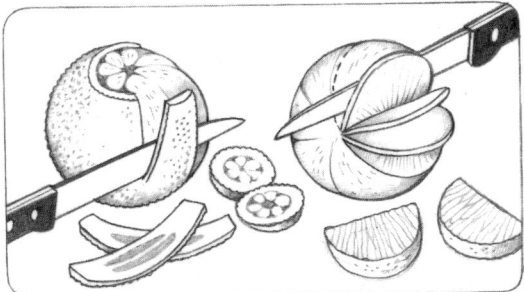

Um Orangensegmente ohne die weißen Häutchen zu erhalten, wird die Orange mit einem scharfen Messer geschält. Das Fruchtfleisch läßt sich dann ganz einfach zwischen den Trennwänden herausschneiden.

Fruchtjoghurt
(ab 10. Monat)

Zutaten für 1 Portion:
150 g Bioghurt (3,5% Fett) · 50 g frisches, reifes Obst (wie Banane, Beeren, Pfirsich, Melone) oder eine Portion eingefrorenes Fruchtmus (Rezept Seite 69)
Etwa 630 kJ/150 kcal
6 g Eiweiß · 6 g Fett · 18 g Kohlenhydrate

● Zubereitungszeit: etwa 10 Minuten

So wird's gemacht: Den Joghurt etwa 1 Stunde vor dem Essen aus dem Kühlschrank nehmen, sonst ist er zu kalt. Eventuell das Fruchtmus auftauen lassen. • Das Obst gründlich waschen, schälen und kleinschneiden, mit dem Pürierstab in einer Rührschüssel fein zermusen. Den Joghurt glattrühren und unter das Fruchtmus ziehen.

Erdbeer-Sahne
(ab 10. Monat)

Wenn Sie für die übrige Familie sowieso Sahne schlagen, können Sie gleich 4 Eßlöffel beiseite nehmen und dieses Dessert für Ihr Kleinstes zubereiten.

Zutaten für 1 Portion:
100 g reife Erdbeeren · 50 g Magerquark ·
4 Eßl. gesüßte, geschlagene Sahne
Etwa 1100 kJ/260 kcal
9 g Eiweiß · 20 g Fett · 11 g Kohlenhydrate

● Zubereitungszeit: etwa 8 Minuten

So wird's gemacht: Die Erdbeeren in stehendem Wasser gründlich waschen, die grünen Stielansätze abzupfen und die Beeren abtropfen lassen. • Die Erdbeeren mit dem Quark in eine hohe Rührschüssel geben, mit dem Pürierstab zerkleinern (oder die Beeren mit dem Quark mit einer Gabel zerdrücken). • Die Schlagsahne unterziehen und die Erdbeer-Sahne in ein Schälchen füllen.

Aus Groß mach Klein

Sie müssen nun nicht mehr jede Babymahlzeit extra kochen. Wir geben Ihnen hier einige Anregungen, wie Sie Ihre Bedürfnisse und die Ihres Kindes unter einen Hut bringen können. Das spart Ihnen Zeit, ermöglicht die gemeinsame Mahlzeit und ist zudem eine gute Übung, für die ganze Familie gesund zu kochen.
Die Grundregeln sind:

● Erst salzen und kräftig würzen, wenn Sie die Portion für das Baby abgenommen haben.
● Einen Eßlöffel Butter oder Keimöl nachträglich zur Babyportion geben.
● Den Babyteller schön »saucig« machen.
● Nicht kräftig braten oder grillen.
● Das Babymenu mit Gabel und Messer zerkleinern – am besten vor den Augen des Kindes, damit es merkt, daß es tatsächlich dasselbe bekommt wie die übrige Familie. Unsere Rezepte reichen für zwei Erwachsene mit einem Kind und einem Baby.

Putengeschnetzeltes mit Zucchini
(ab 8. Monat)

Zutaten für 3–4 Portionen:
800 g Kartoffeln · 300 g Putenbrust · 1 Eßl.
Zitronensaft · 1 Teel. getrocknetes Basilikum ·
800 g Zucchini · 1 Eßl. Öl · ⅛ l Sahne · 1 Eßl.
Butter · ⅛ l Gemüsebrühe · 1 Eßl. Sojasauce ·
2 Eßl. Schmelzflocken
Pro Babyportion etwa 860 kJ/200 kcal
15 g Eiweiß · 9 g Fett · 16 g Kohlenhydrate

● Vorbereitungszeit: etwa 20 Minuten
● Garzeit: etwa 35 Minuten

So wird's gemacht: Die Kartoffeln waschen und in einen Topf geben. Mit wenig Wasser zum Kochen bringen und bei schwacher Hitze etwa 35 Minuten garen. ● In der Zwischenzeit das Putenfleisch in etwa 1 cm breite und 3 cm lange Streifen schneiden. Das Fleisch mit dem Zitronensaft beträufeln und mit dem Basilikum bestreuen. ● Die Zucchini waschen, schälen und dabei die Enden abschneiden. Die Zucchini grob raspeln. ● Das Öl in einer großen Pfanne erhitzen, das Putenfleisch von allen Seiten darin anbraten. Die Sahne zugießen, den Deckel auflegen und alles bei schwacher Hitze etwa 10 Minuten dünsten. ● Die Zucchiniraspel hinzufügen, den Deckel wieder auflegen und nochmals 10 Minuten dünsten. ● Für das Baby etwa 70 g Kartoffeln pellen und mit einer Gabel zerdrücken. Aus der Pfanne etwa 150 g Zucchini mit Fleisch schöpfen und über die Kartoffeln geben. Das Fleisch kleinschneiden, die Butter zugeben und alles miteinander vermischen. ● Für die Familie das Geschnetzelte mit der Brühe angießen, die Sojasauce und die Schmelzflocken zugeben und alles noch 1 bis 2 Minuten kochen lassen. Mit den Pellkartoffeln zu Tisch bringen.

Kartoffeln mit Stippe
(ab 10. Monat)

Zutaten für 3–4 Portionen:
1 kg festkochende Kartoffeln · 500 g
Magerquark · 200 ml Sahne · 80 g geriebener,
junger Edamer · 2 Eßl. Alfalfasprossen (ersatzweise Kresse) · 1 Bund Dill · 1 Teel. Keimöl ·
1 Prise Pfeffer · ½ Teel. Salz · 40 g Sonnenblumenkerne
Pro Babyportion etwa 1700 kJ/400 kcal
21 g Eiweiß · 19 g Fett · 37 g Kohlenhydrate

● Vorbereitungszeit: etwa 15 Minuten
● Garzeit: etwa 15 bis 20 Minuten

So wird's gemacht: Die Kartoffeln unter flie-ßendem Wasser gründlich abwaschen, in einem Topf mit wenig Wasser in etwa 15 bis 20 Minu-ten weichkochen. • In der Zwischenzeit den Quark mit der Sahne und dem Käse cremig rüh-ren. • Die Sprossen in einem Sieb, den Dill im Bund waschen, abtropfen lassen. Die Dillspit-zen von den Stengeln zupfen und mit den Sprossen auf einem Brett fein wiegen, unter den Quark mischen. • Für das Baby 150 g Quark ab-nehmen und mit dem Keimöl verrühren. • Für die übrige Familie den Quark mit dem Pfeffer, dem Salz und den Sonnenblumenkernen ab-schmecken. • Die gekochten Kartoffeln pellen und dem Baby eine Portion von etwa 200 g auf den Teller geben. Die übrigen Kartoffeln sind für die Familie.

Gulasch mit Nudeln und Kopfsalat – Salatgemüse mit Nudeln und Fleischstreifen

(ab 10. Monat)
Bild Seite 46

Zutaten für 3-4 Portionen:
500 g Rindergulasch · 500 g Zwiebeln · 50 g
Butter · 1 Teel. mildes Paprikapulver · 3 Teel.
Salz · 2 Teel. dunkler Saucenbinder · 3 Eßl.
Crème fraîche · 2 Kopfsalat · 3 Eßl. Joghurt ·
3 Eßl. süße Sahne · ¼ Teel. Kräutersalz · 1 Prise
Pfeffer · 250 g Vollkornnudeln
Pro Babyportion etwa 2000 kJ/480 kcal
17 g Eiweiß · 31 g Fett · 34 g Kohlenhydrate

● Vorbereitungszeit: etwa 30 Minuten
● Garzeit: etwa 2 Stunden

So wird's gemacht: Das Gulaschfleisch von Fett und Sehnen befreien und in kleine Würfel schneiden. Die Zwiebeln schälen, halbieren und in dünne Scheiben schneiden. • 25 g von der Butter in einer Kasserolle zerlassen, die Zwie-beln zugeben und kurz anbraten. Dann das Pa-prikapulver und das Fleisch zufügen. Bei mittle-rer Hitze etwa 2 Stunden schmoren lassen. Immer, wenn die Flüssigkeit verbraucht ist, et-was Wasser angießen. • Am Ende der Garzeit für das Baby etwa 40 g Fleisch und 1 Eßlöffel Sauce aus dem Topf nehmen. • Erst danach das Gulasch für die übrige Familie mit 1 Teelöffel Salz würzen und noch 5 Minuten ziehen las-sen. • Kurz vor dem Essen das Gulasch zum Kochen bringen, den Saucenbinder hineinrüh-ren und nochmals kurz aufkochen lassen. Das Gulasch mit der Crème fraîche abschmecken. • Inzwischen den Salat putzen und waschen. Et-wa 150 g von den zarten, gelben Herzblättern für das Baby beiseite legen. Die übrigen Blätter in mundgerechte Stücke zupfen. • Für die Salat-sauce den Joghurt mit 2 Eßlöffeln Sahne, dem Kräutersalz und dem Pfeffer verrühren. Dieses Dressing erst kurz vor dem Essen unter den Sa-lat ziehen. • Die Salatblätter für das Baby in fei-ne Streifen schneiden und in 1 Teelöffel Butter in etwa 5 Minuten weichdünsten. • Das Salat-müse mit dem Fleisch und der Sauce für das Baby verrühren und mit dem Pürierstab fein zerkleinern. • Inzwischen in einem großen Topf Wasser mit 2 Teelöffeln Salz zum Kochen brin-gen, die Nudeln zugeben und nach Packungs-aufschrift kochen. Sind die Nudeln weich, in ein Sieb gießen und kurz abtropfen lassen. • 100 g Nudeln für das Baby abnehmen, mit 1 Teelöffel Butter vermischen und in den Babyteller füllen. Das Salatgemüse mit 1 Eßlöffel Sahne ab-schmecken, über die Nudeln gießen. • Für die Familie die restliche Butter unter die Nudeln ziehen, den Salat mit der vorbereiteten Sauce vermischen und das Gulasch nochmals ab-schmecken.

Nudelsuppe

(ab 8. Monat)

Zutaten für 3–4 Portionen:
300 g Beinscheibe · 1 l Wasser · 1 Lorbeerblatt ·
300 g Möhren · 1 Staude Bleichsellerie · 300 g
Rosenkohl · 1 Bund Petersilie · 300 g Nudeln ·
1 Eßl. Butter · 1 Teel. Salz · 1 Eßl. Sojasauce ·
1 Eßl. Tomatenmark
Pro Babyportion etwa 1500 kJ/360 kcal
13 g Eiweiß · 16 g Fett · 42 g Kohlenhydrate

● Vorbereitungszeit: etwa 20 Minuten
● Garzeit: etwa 1 Stunde

So wird's gemacht: Das Fleisch abwaschen, mit
dem Wasser in einen Suppentopf geben und das
Lorbeerblatt zugeben. Das Wasser zum Kochen
bringen und bei schwacher Hitze etwa 1 Stunde
köcheln lassen. • Inzwischen die Möhren waschen, schälen und die Enden abschneiden. Die
Möhren in etwa 1 cm dicke Scheiben schneiden. • Das untere Ende von der Selleriestaude
abtrennen, so daß sich die einzelnen Stengel
voneinander lösen. Die Stiele waschen und die
vorhandenen, zähen Fäden an der Außenseite
abziehen. Die Blätter von den Stielen abtrennen
und die Stiele in 1 cm dicke Scheiben schneiden. • Den Rosenkohl waschen, welke Außenblätter entfernen. Die Stiele abtrennen und die
Röschen von unten kreuzweise einschneiden,
damit sie schneller gar werden. • Die Petersilie
waschen, die Blättchen von den Stielen zupfen
und hacken. • Nach 30 Minuten der Fleisch-
Garzeit den Rosenkohl und die Möhrenschei-
ben in die Suppe geben und mitkochen. • Nach
weiteren 10 Minuten die Selleriescheiben samt
den grünen Blättern und die Nudeln zugeben. •
Am Ende der Garzeit sollten das Gemüse und
die Nudeln weich und das Fleisch zart sein. •
Das Lorbeerblatt und das Selleriegrün aus der
Suppe fischen. • Für das Baby 200 bis 250 g

Möhren, Sellerie, Nudeln und wenig Brühe
schöpfen. Etwa 35 g Fleisch abwiegen und mit
dem Wiegemesser fein zerhacken, zu der Baby-
suppe geben. Die Butter in der Suppe schmelzen lassen, 1 Teelöffel gehackte Petersilie zufügen und verrühren. • Für die Familie die Suppe
mit dem Salz, der Sojasauce, dem Tomatenmark
und der Petersilie abschmecken. • Das Fleisch
herausheben. Fett und Knochen entfernen, das
Fleisch in Würfel schneiden und in der Suppe
zu Tisch bringen.

Gemüse-Reis-Topf mit Leber

(ab 8. Monat)

Zutaten für 3–4 Portionen:
1 Zwiebel · 3 frische oder getrocknete
Salbeiblätter · 250 g Hühnerleber · 500 g
Zucchini · 2 Äpfel (Jonathan) · 2 Eßl. Keimöl ·
300 g parboiled Reis · ½ l Wasser · ¼ l Milch ·
1 Teel. Butter · 1 Prise Pfeffer · 2 Eßl. Soja-
sauce
Pro Babyportion etwa 1300 kJ/310 kcal
18 g Eiweiß · 19 g Fett · 37 g Kohlenhydrate

● Vorbereitungszeit: etwa 30 Minuten
● Garzeit: etwa 30 Minuten

So wird's gemacht: Die Zwiebel abziehen, halbieren und in feine Würfel schneiden. • Die Salbeiblätter quer in dünne Streifen schneiden,
wenn sie getrocknet sind, zwischen den Fingern
zerreiben. • Die Leber waschen, mit Küchenpapier trockentupfen, Blutgefäße und Fett entfernen, die Leber grob hacken. • Die Zucchini und
die Äpfel waschen, abtrocknen und schälen.
Von den Zucchini die Enden abschneiden, die
Zucchini der Länge nach in Viertel schneiden,
dann in 1 cm dicke Scheiben schneiden. Die

Äpfel halbieren, vom Kerngehäuse befreien und in schmale Spalten teilen. • Das Öl in einem mittelgroßen Topf zerlassen, die Zwiebelwürfel darin etwa 2 Minuten andünsten, dann die Leber, den Salbei, die Zucchini und die Apfelspalten zugeben, unter Rühren etwa 2 weitere Minuten dünsten. Die Leber aus der Pfanne nehmen. Den Reis in die Pfanne geben und mit dem Wasser und 200 ml Milch angießen. • Den Reis bei geöffnetem Topfdeckel etwa 25 Minuten kochen lassen, bis er ganz weich ist. Kurz vor Garzeitende die Leber wieder dazugeben. • Dann 250 g für das Baby abnehmen, im Warmhalteteller mit der Butter und der restlichen Milch verrühren. Den Reis für die Familie mit dem Pfeffer und der Sojasauce nachwürzen.

Hähnchenschnitzel mit Risi-Bisi

Zutaten für 3–4 Portionen:
2 Eßl. Butter · 250 g parboiled Vollkornreis ·
500 g tiefgefrorene Erbsen · etwa ½ l Wasser ·
3 Hähnchenschnitzel à 100 g, 1 Hähnchenschnitzel (50 g) · 1 Messerspitze Pfeffer · ⅓ Teel. Salz ·
2 Eßl. Mehl · 2 Eßl. Öl · ⅛ l Gemüsebrühe
(Instant) · 3 Eßl. Sahne · 2 Teel. heller
Saucenbinder · 2 Eßl. frischgehackte Petersilie ·
1 Eßl. Butter
Pro Babyportion etwa 1100 kJ/260 kcal
16 g Eiweiß · 17 g Fett · 27 g Kohlenhydrate

- Vorbereitungszeit: etwa 15 Minuten
- Garzeit: etwa 25 Minuten

So wird's gemacht: Die Butter in einem Topf zerlassen, den Reis zugeben und kurz andünsten. Die Erbsen und das Wasser zugeben, zum Kochen bringen und bei schwacher Hitze etwa 20 Minuten garen. • In der Zwischenzeit die Hähnchenschnitzel unter warmem Wasser abwaschen, mit Küchenpapier trockentupfen. Die drei großen Schnitzel mit dem Pfeffer und dem Salz einreiben, dann alle Schnitzel in dem Mehl wenden. • Das Öl in einer Pfanne erhitzen und die Schnitzel darin bei schwacher Hitze von beiden Seiten dünsten. Nach 10 Minuten, wenn das Fleisch gar ist, das kleine Schnitzel herausheben und in einen Warmhalteteller legen. • Die Hitze in der Pfanne erhöhen und die drei Schnitzel ganz kurz von jeder Seite braten, die Gemüsebrühe und 2 Eßlöffel Sahne zugeben. Diese Sauce zum Kochen bringen, den Saucenbinder einstreuen und nochmals kurz aufkochen lassen. • Den gegarten Reis mit der Petersilie mischen, etwa 200 g für das Baby abnehmen und mit 1 Eßlöffel Butter und 1 Eßlöffel Sahne vermischen. Das Fleisch für das Baby kleinschneiden und im Teller mit dem Reis vermischen. • Für die Familie den Reis mit der Sauce und den Schnitzeln servieren. Die Sauce ist so pikant, daß der Reis nicht nachgewürzt werden muß.

Mit den Fingern zu essen

Wenn es Ihrem Sprößling mit dem Löffel nicht schnell genug geht, wenn etwas neben den Teller oder auf das Lätzchen fällt – dann werden ganz schnell die Finger genommen. Das ist ganz natürlich, und für Ihr Kind selbstverständlich, denn mit den Fingern zu essen, fällt oftmals leichter, als den Umweg über den Löffel zu nehmen. Auch ist da die Beziehung zum Essen viel spontaner und direkter. Deshalb sollten Sie zwischendurch Ihrem Kind auch einmal ganz offiziell »Finger-Food« servieren. Die nachfolgenden Gemüserezepte eignen sich am besten lauwarm oder kalt serviert.

Spinat-Frösche

(ab 10. Monat)

Bild nebenstehend

Zutaten für 2 Portionen:
150 g frischer Spinat · 100 ml ungesalzener
Tomatensaft · 50 g Maisgrieß · 15 g Edamer ·
1 kleines Ei · 1 Teel. Butter · 1 Teel. Keimöl
Etwa 1800 kJ/430 kcal
21 g Eiweiß · 18 g Fett · 48 g Kohlenhydrate

● Zubereitungszeit: etwa 40 Minuten

So wird's gemacht: Die Stiele und welke Stellen
von den Spinatblättern zupfen. Den Spinat waschen und abtropfen lassen. In einem mittelgroßen Topf reichlich Wasser zum Kochen bringen.
Die Spinatblätter zugeben und so lange warten,
bis das Wasser wieder sprudelnd kocht. 1 Minute kochen lassen, dann die Blätter in ein Sieb geben, abtropfen lassen und in 6 gleich große Portionen teilen. • Den Tomatensaft zum Kochen
bringen, den Grieß einrieseln lassen und bei
schwacher Hitze etwa 5 Minuten quellen lassen. • Inzwischen den Käse in kleine Würfel
schneiden. Unter den Grießbrei ziehen. Zum
Schluß das Ei und die Butter untermischen.
Den Topf von der Platte nehmen und 10 Minuten ziehen lassen. • Die Spinatblätter jeweils so
aufeinander schichten, daß sie 6 kleine, rechtek-
kige Platten bilden. Den Grieß auf die 6 Recht-
ecke verteilen. Den Spinatmantel fest um die
Füllung rollen. • Ein großes Stück Alufolie auf
der blanken Seite mit dem Öl bestreichen, die
Rollen nebeneinander hineinlegen und die Folie
dicht verschließen. In einen Topf so viel Wasser
füllen, daß der Boden 1 cm hoch bedeckt ist.
Das Alupaket hineinlegen und bei mittlerer Hitze 10 Minuten erwärmen. • Die Röllchen in
mundgerechte Stückchen teilen und warm oder
lauwarm essen.

Gefüllte Zucchini

(ab 10. Monat)

Bild nebenstehend

Zutaten für 1 Portion:
2 kleine Zucchini · 1 Scheibe Vollkorntoastbrot ·
20 g Mozzarella-Käse · 20 g geschälte, gemahle-
ne Mandeln · 2–3 Eßl. Milch · ½ Teel.
Dillspitzen · 1 Teel. Butter
Etwa 1300 kJ/310 kcal
13 g Eiweiß · 20 g Fett · 21 g Kohlenhydrate

● Vorbereitungszeit: etwa 30 Minuten
● Garzeit: etwa 15 Minuten

So wird's gemacht: Die Zucchini gründlich waschen, mit einem Sparschäler schälen, die Enden abschneiden und in je vier Stücke schneiden. Mit einem Apfelausstecher die Zucchini
aushöhlen. • Das Toastbrot und den Käse in
möglichst kleine Würfel schneiden. Diese Würfel mit den Mandeln, der Milch und den Dillspitzen zu einer weichen Masse vermengen.
Eventuell noch 1 Eßlöffel Milch zufügen. • Die
Masse in die ausgehöhlten Zucchini füllen und
fest hineindrücken. • Die Butter in einem kleinen Topf zerlassen, die Zucchini hineingeben
und bei mittlerer Hitze in etwa 15 Minuten
weichdünsten. • Während der Garzeit einmal
drehen und etwas Wasser angießen, wenn alle
Flüssigkeit verdampft ist. Die Zucchini warm
oder lauwarm essen.

Der Wunsch, das Essen in die eigene Hand zu neh- ▷
men und alleine abzubeißen, erwacht gegen Ende
des ersten Lebensjahres und will dann gelernt sein.
Zum Üben sind die Spinat-Frösche, die gefüllten
Zucchini oder die Lauch-Röllchen ideal. Rezepte auf
dieser Seite und Seite 65.

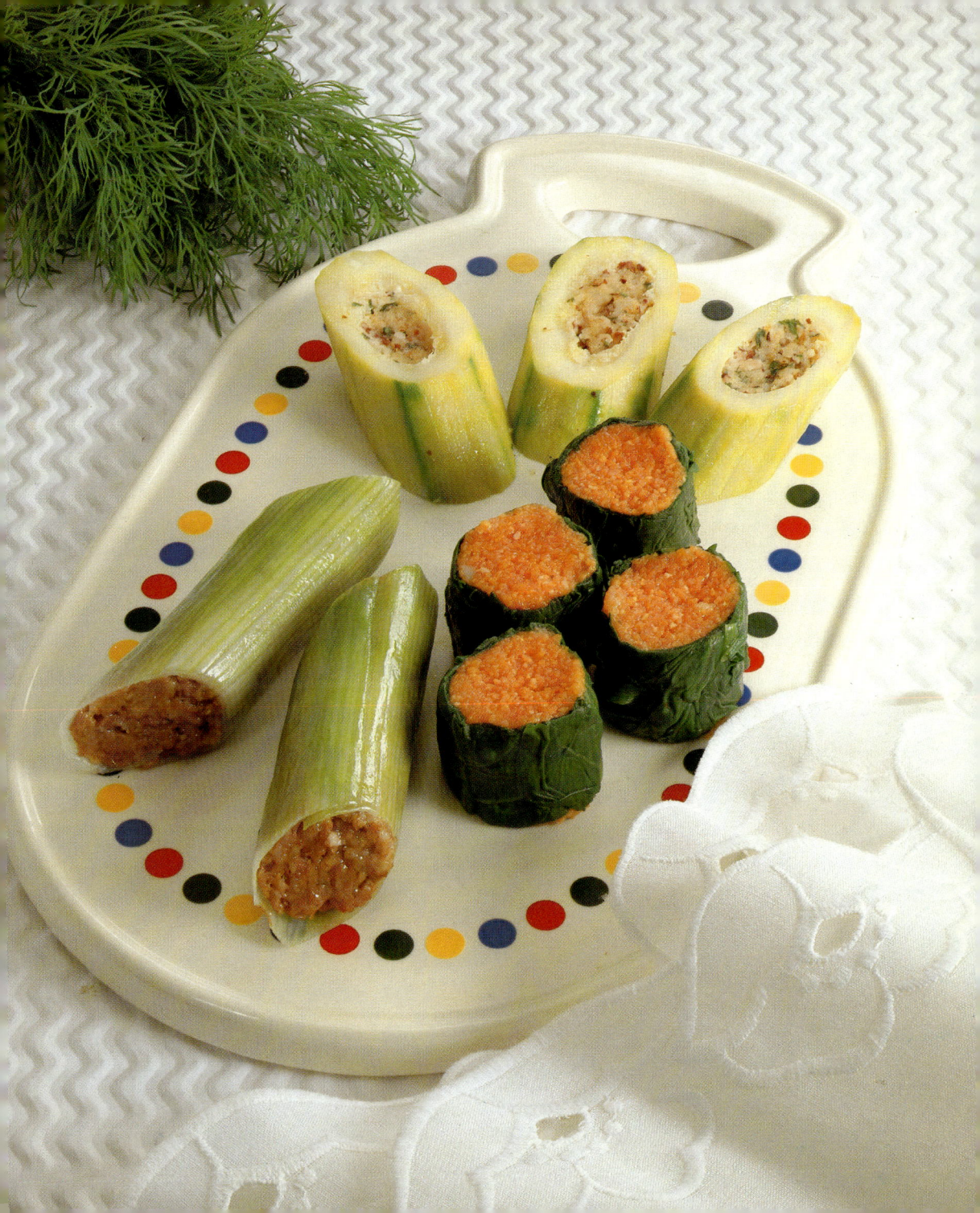

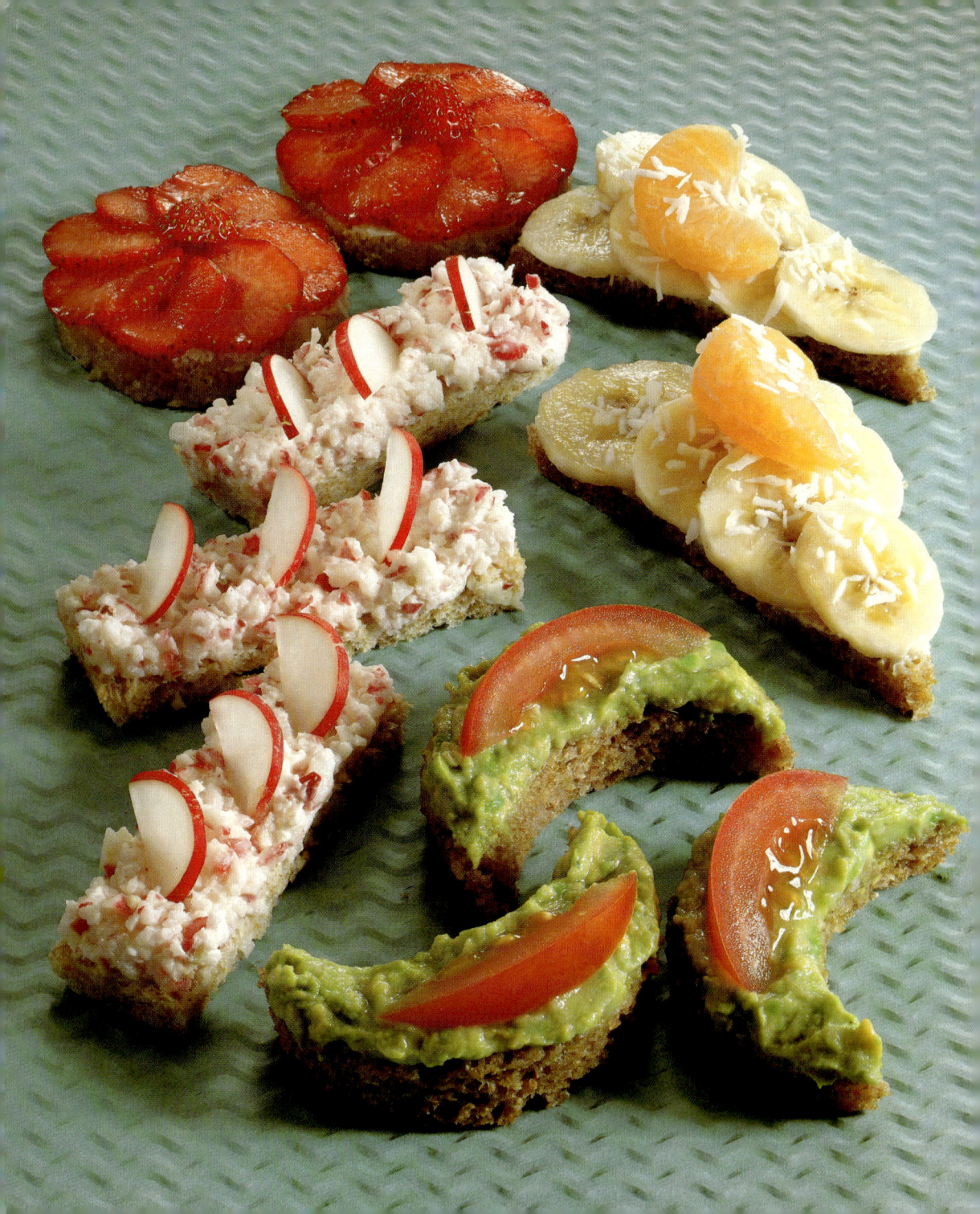

Lauchröllchen

(ab 10. Monat)

Bild Seite 63

Zutaten für 2 Portionen:
3 Eßl. Milch · 30 g Haferflocken · 2 schlanke
Lauchstangen · 40 g Rinderhackfleisch · einige
Spritzer Sojasauce · 40 g Magerquark · 1 Teel.
Keimöl
Etwa 1300 kJ/310 kcal
22 g Eiweiß · 11 g Fett · 29 g Kohlenhydrate

● Vorbereitungszeit: etwa 20 Minuten
● Garzeit: etwa 20 Minuten

So wird's gemacht: Die Milch in einem kleinen Topf erhitzen, vom Herd nehmen und die Haferflocken darin quellen lassen. ● Die Lauchstangen vom Wurzelende und von welken Blättern befreien. Mit einem scharfen Messer seitlich bis zur Mitte hin einschneiden und unter fließendem Wasser gründlich abwaschen, bis alle Sandreste entfernt sind. Die Stangen in 10 cm lange Abschnitte teilen. ● Jeweils 3 besonders schöne Stücke zu einem Röllchen zusammenlegen, bis 6 Rollen fertig sind. ● Die Haferflocken mit dem Fleisch, der Sojasauce und dem Quark vermischen und in die 6 Röllchen füllen. Mit Nähgarn mehrmals umwickeln. ● Ein großes Stück Alufolie mit dem Öl bestreichen, die

◁ Mit fruchtig süßem oder herzhaft pikantem Belag sind diese kleinen Brote nicht nur schnell zubereitet, sie liefern auch wichtige Vitamine und Mineralstoffe. Rezepte auf dieser Seite und Seite 66.

Röllchen darauflegen und die Folie dicht verschließen. Einen Topf etwa 1 cm hoch mit Wasser füllen, das Folienpaket hineinlegen und bei mittlerer Hitze etwa 20 Minuten garen.
Die Röllchen in mundgerechte Häppchen teilen und warm oder lauwarm essen.

Mein Tip Die übriggebliebenen Lauchblätter in kurze Streifen schneiden, mit 1 Teelöffel Butter etwa 10 Minuten dünsten und als Gemüse anrichten.

Brote sind schnell zu machen und versorgen Ihr Kind mit wichtigen Nährstoffen. Wenn es Schwierigkeiten mit dunklem Brot geben sollte: es gibt sehr fein vermahlenes Vollkornbrot und Vollkorntoast. Diese sind auch kaufaulen Kindern genehm und enthalten trotzdem alle Nährstoffe des Vollkorns.

Bananen-Brot

(ab 10. Monat)

Bild nebenstehend

Zutaten für 1 Portion:
1 Scheibe Grahambrot · 1 Eßl. Crème fraîche ·
½ Banane · 1 Mandarine · 1 Teel. Kokosraspel
Etwa 1100 kJ/260 kcal
5 g Eiweiß · 8 g Fett · 40 g Kohlenhydrate

● Zubereitungszeit: etwa 10 Minuten

So wird's gemacht: Die Brotscheibe in 4 Viertel schneiden. Jedes Viertel mit Crème fraîche bestreichen. ● Die Banane schälen und in Scheiben schneiden. Die Mandarine ebenfalls schälen und in Spalten teilen, dabei die weißen

Fäden gründlich entfernen. • Die Brote mit den Bananenscheiben und den Mandarinenspalten belegen. Die Kokosraspel darüberstreuen.

Beeren-Brot

(ab 10. Monat)
Bild Seite 64

Zutaten für 1 Portion:
1 große Scheibe Roggenmischbrot · 1 Teel.
Butter · 1 Teel. Honig · 1 kleine und 3 große
Erdbeeren
Etwa 820 kJ/200 kcal
4 g Eiweiß · 6 g Fett · 31 g Kohlenhydrate

● Zubereitungszeit: etwa 10 Minuten

So wird's gemacht: Die Brotscheibe zu einem Kreis zurechtschneiden, mit der Butter und dem Honig bestreichen. • Die Erdbeeren waschen und den grünen Stielansatz entfernen. • Die großen Erdbeeren längs in Scheiben schneiden. Die kleine Beere in die Mitte des Brotes setzen, die Beerenscheiben außen herum schichten.

Radieschen-Schnitten

(ab 10. Monat)
Bild Seite 64

Zutaten für 1 Portion:
1 Scheibe weiches Vollkornbrot · 1 Teel. Butter
8 Radieschen · 30 g Magerquark
Etwa 780 kJ/190 kcal
8 g Eiweiß · 6 g Fett · 23 g Kohlenhydrate

● Zubereitungszeit: etwa 10 Minuten

So wird's gemacht: Das Brot mit Butter bestreichen und in schmale Streifen schneiden. • Die

Radieschen von Wurzelenden und Grün befreien und gründlich waschen. 2 Radieschen zur Seite legen, die restlichen mit dem Pürierstab fein zermusen und das Püree in einem Haarsieb gut abtropfen lassen. • Das Radieschenmark mit dem Quark cremig rühren und auf die Brotstangen streichen. Die zurückbehaltenen Radieschen in dünnen Scheiben daraufgeben.

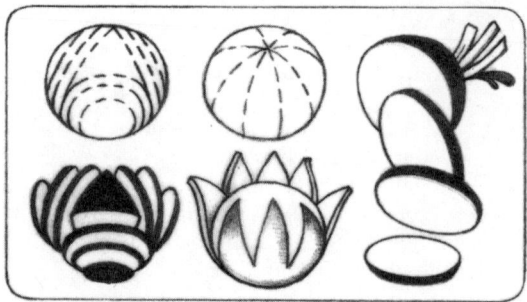

Statt mit Radieschen-Scheiben können die Schnitten auch mit Radieschen-Röschen verziert werden.

Avocado-Tomaten-Brot

(ab 10. Monat)
Bild Seite 64

Zutaten für 1 Portion:
2 Scheiben Vollkorntoastbrot · ¼ vollreife
Avocado · einige Tropfen Zitronensaft ·
1 Tomate
Etwa 950 kJ/230 kcal
5 g Eiweiß · 12 g Fett · 22 g Kohlenhydrate

So wird's gemacht: Mit einem Trinkglas aus den Brotscheiben Monde ausstechen. • Die Avocado aus der Schale lösen, mit Zitronensaft beträufeln, mit einer Gabel verkneten und auf die Brote streichen. • Die Tomate waschen und in Spalten schneiden. Auf jedes Avocado-Brot eine Tomatenspalte legen.

Kochen auf Vorrat

Wenn Sie ein Gefriergerät haben, können Sie unbesorgt Babynahrung auf Vorrat kochen.
- Sie können die Produkte ganz frisch direkt nach dem Einkauf verarbeiten.
- Sie haben immer Babygerichte parat und müssen nicht jeden Tag doppelt kochen.
- Sie können Angebote nutzen.
- Wenn Sie ein Mikrowellengerät haben, ist das Essen blitzschnell aufgetaut. Wenn nicht, müssen Sie bereits morgens daran denken, die Babymahlzeit aus dem Tiefkühlgerät zu holen.
- Frieren Sie ganze Mahlzeiten in Koch-Gefrierbeuteln ein und verschweißen Sie sie – das nimmt wenig Platz weg, und Sie können die Speise auch im heißen Wasserbad auftauen.
- Kleine Mengen im Eiswürfelbereiter einfrieren, dann die Würfel in Gefrierboxen umfüllen.

Monatsbrei

(ab 4. Monat)

Dieses Rezept entspricht dem »ersten Gemüse-Brei« (Rezept Seite 40). Sie können ihn portionsweise abwiegen, in Tiefkühlbeutel einfüllen und zuschweißen. Vor Gebrauch können Sie den Beutel im warmen Wasser auftauen und das Gemüse in einen Topf geben. Noch einmal kurz aufkochen lassen und auf dem Teller mit 1 Eßlöffel Butter oder Keimöl (am besten tageweise wechseln) vermischen. Diese Fettzugabe ist wichtig und sollte erst nach dem Kochen erfolgen – sonst werden wichtige Vitamine und Fettsäuren zerstört!

Zutaten für 30 Portionen:
1 kg mageres Rindfleisch · 1 Teel. Fenchelsamen · 1,5 kg Kartoffeln · 3 kg junge Möhren
Pro Portion etwa 530 kJ/130 kcal
9 g Eiweiß · 3 g Fett · 17 g Kohlenhydrate

- Zubereitungszeit: etwa 2 Stunden

So wird's gemacht: Das Rindfleisch abwaschen und mit etwa ½ l Wasser in den Schnellkochtopf legen. Die Fenchelsamen zugeben, den Topf schließen und ankochen. Bei Normalkochstufe etwa 45 Minuten garen (ohne Schnellkochtopf etwa 1½ Stunden). Dann vom Herd nehmen und warten, bis der Druck abgefallen ist. • In der Zwischenzeit die Kartoffeln waschen und ungeschält in einen Topf geben. Wasser etwa 5 cm hoch einfüllen, zum Kochen bringen und bei schwacher Hitze etwa 35 bis 40 Minuten garen. • Die Möhren waschen und schälen. Die Enden abschneiden und die Möhren in grobe Stücke teilen. • Wenn das Fleisch gar ist, das Stück aus der Brühe heben. Die Hälfte der Möhren in den Topf geben, den Topf schließen und auf der Schonstufe etwa 6 Minuten garen. Abdampfen lassen und die weichen Möhren mit einem Schaumlöffel herausheben. Die zweite Partie Möhren in die Garflüssigkeit geben und nochmals etwa 6 Minuten kochen. (Ohne Schnellkochtopf jede Partie etwa 30 Minuten garen.) • Das Fleisch in etwa 2 cm große Würfel schneiden. • In einer Schüssel nun immer etwas Fleisch mit Möhren und 1 Kelle Bouillon mit dem Pürierstab fein pürieren. • Die noch heißen Kartoffeln pellen und portionsweise durch die Kartoffelpresse drücken. Das lockere Kartoffelpüree mit dem Fleisch-Möhren-Mus mischen. In Tiefkühlbeuteln Portionen von 190–220 g (je nach Alter und Appetit etwas mehr oder weniger) abwiegen und verschließen. • Im Tiefkühlgerät einfrieren.
Haltbarkeit: bis zu 2 Monaten.

Fleisch für den Mittagsbrei

(ab 4. Monat)

Zutaten für etwa 20 Portionen:
500 g Putensteaks (Fleisch aus der Keule ohne
Haut und Knochen) · 1 Eßl. Öl · etwa 100 ml
Wasser
Pro Portion etwa 130 kJ/31 kcal
5 g Eiweiß · 1 g Fett · 0 g Kohlenhydrate

- Vorbereitungszeit: etwa 8 Minuten
- Garzeit: etwa 45 Minuten

So wird's gemacht: Das Fleisch mit warmem
Wasser abwaschen, mit Küchenpapier abtup-
fen. • In einem flachen Topf das Öl mit dem
Wasser zum Kochen bringen, das Fleisch hineingeben und den Deckel auflegen. • Bei
schwacher Hitze etwa 45 Minuten dünsten,
dann abkühlen lassen. • Mit dem Pürierstab das
Fleisch mit seinem Saft fein zerkleinern. Portionen zu etwa 25 g (im zweiten Lebenshalbjahr etwa 35 g) abwiegen und in einen Eiswürfelbereiter füllen. • Im Schockgefrierfach des Tiefkühl-
gerätes einfrieren. Die gefrorenen Würfel in eine
gut schließende Box umfüllen und einzeln entnehmen.
Haltbarkeit: bis zu 2 Monaten.

Frühlingsgemüse

(ab 8. Monat)

Zutaten für 20 Portionen:
500 g Möhren · 500 g Kohlrabi · 500 g
Blumenkohl · 500 g Zuckererbsen oder
Spargelabschnitte · 500 g Zucchini · 2 Eßl.
Butter · ⅛ l Wasser

Pro Portion etwa 190 kJ/45 kcal
2 g Eiweiß · 1 g Fett · 7 g Kohlenhydrate

- Vorbereitungszeit: etwa 1 Stunde
- Garzeit: etwa 30 Minuten

So wird's gemacht: Das Gemüse gründlich waschen. • Von den Möhren Wurzeln und Grün
abschneiden, die Möhren schälen. Die Blätter
von den Kohlrabi abschneiden, nur die zarten
kleinen Blättchen beiseite legen und fein hak-
ken. Die Kohlrabiknollen schälen. Die Röschen
vom Blumenkohl schneiden und in kleine Ein-
heiten teilen. Den Strunk fürs Erwachsenenes-
sen aufbewahren. Die Zuckererbsen putzen, beide Enden abschneiden und dabei die seitlichen
Fäden abziehen. Oder die Spargelabschnitte
oben und unten glatt abschneiden und mit einem Sparschäler schälen. Die Enden von den
Zucchini abschneiden, die Zucchini schälen. •
Die Möhren und die Kohlrabi mit dem Schnei-
deeinsatz der Küchenmaschine grob raspeln.
Die Zuckererbsen oder Spargelstücke in 1 cm
breite Stücke schneiden, die Zucchini in etwa
1 cm große Würfel schneiden. • In einem großen Topf die Butter zerlassen, das Wasser zugießen, dann den Blumenkohl, die Zuckererbsen,
das Raspelgemüse und die Zucchini hineingeben. Das Gemüse zum Kochen bringen und bei
mittlerer Hitze in etwa 30 Minuten garen. Dabei
ab und zu umrühren, damit das Gemüse gleichmäßig gart. • Das gegarte Gemüse samt Saft
auf etwa 20 Tiefkühlbeutel zu Portionen à
100–150 g (je nach Alter des Kindes) verteilen,
die Beutel verschließen, ganz abkühlen lassen
und einfrieren. • Zum Essen dann das Gemüse
auftauen lassen, aufkochen und mit 80 g Pellkartoffeln, einer Fleischportion (Rezept auf dieser Seite) oder einem Eigelb vermischen.
Haltbarkeit: bis zu 3 Monaten.

Erdbeer-Bananen-Mark
(ab 6. Monat)

Dieses Fruchtmus ist als kleiner Nachtisch zum Mittagessen gedacht oder als Einlage für Joghurt oder Dickmilch.

Zutaten für 20 Portionen:
1 große Banane · 200 g Erdbeeren · ½ Orange
Pro Portion etwa 46 kJ/11 kcal
0 g Eiweiß · 0 g Fett · 2 g Kohlenhydrate

● Zubereitungszeit: etwa 10 Minuten

So wird's gemacht: Die Banane schälen. Die Erdbeeren waschen, die grünen Stielansätze entfernen und die Beeren mit der Banane in eine Rührschüssel geben. ● Die Orange auspressen, den Saft in die Schüssel gießen und alles fein zermusen. ● Das Fruchtpüree in einen Eiswürfelbereiter füllen und einfrieren. ● Die gefrorenen Würfel in eine Kühlbox umfüllen und nach Bedarf einzeln entnehmen.
Haltbarkeit: bis zu 2 Monaten.

Lebermus für den Mittagsbrei
(ab 4. Monat)

Mindestens alle 14 Tage sollte Ihr Kind einmal Leber bekommen, um seinen Eisenvorrat aufzufüllen. Mischen Sie die Leber statt Eigelb oder Fleisch unter einen Gemüsebrei.

Zutaten für 6 Portionen:
200 g Putenleber · 1 Teel. Öl
Pro Portion etwa 230 kJ/55 kcal
7 g Eiweiß · 3 g Fett · 0 g Kohlenhydrate

● Vorbereitungszeit: etwa 10 Minuten
● Garzeit: etwa 40 Minuten

So wird's gemacht: Den Backofen auf 180° vorheizen. ● Die Leber von Fett, Adern und Haut befreien, unter fließendem Wasser waschen und mit Küchenpapier trockentupfen. ● Eine kleine Auflaufform mit dem Öl ausstreichen und die Leber hineinlegen. Die Form mit einem Deckel oder einem Stück Alufolie dicht verschließen. In den Backofen (Mitte) schieben und etwa 40 Minuten garen. In der Form abkühlen lassen. ● Die Leber sollte durchgegart sein, kann innen aber noch leicht rosig schimmern. Die Leber samt ihrem Fleischsaft pürieren. Das Leberpüree in 6 Teile eines Eiswürfelbereiters füllen und einfrieren. Die gefrorenen Würfel in eine Gefrierbox füllen. Nach Bedarf die Würfel einzeln entnehmen.
Haltbarkeit: bis zu 2 Monaten.

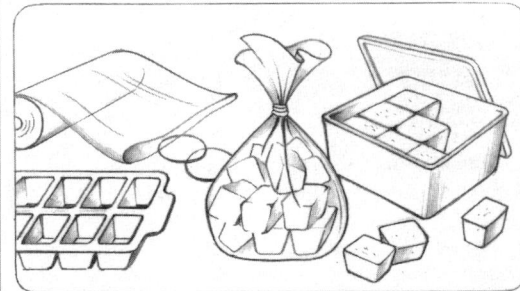

Größere Mengen auf einmal zuzubereiten und portionsweise einzufrieren ist praktisch und spart Zeit. Im Eiswürfelbereiter eingefrorenes Frucht- oder Fleischmus wird in Gefrierdosen oder Gefrierbeutel umgefüllt und läßt sich so stückweise entnehmen.

Karottensaft

(ab 6. Woche)

Zutaten für etwa 200 ml Saft:
600 g frische Möhren · ½ Teel. Keimöl
Enthält insgesamt etwa 765 kJ/175 kcal
4 g Eiweiß · 2 g Fett · 35 g Kohlenhydrate

● Zubereitungszeit: etwa 30 Minuten

So wird's gemacht: Die Möhren von Wurzeln und Grün befreien, gründlich waschen und schälen. • In einem Entsafter (Zentrifuge) entsaften. • Den Saft mit dem Öl verquirlen, portionsweise in einem Eiswürfelbereiter einfrieren. • Haben Sie keinen Entsafter, können Sie die Möhren auch in der Moulinette ganz fein pürieren und durch ein Haarsieb drücken. Haltbarkeit: bis zu 6 Wochen

Milder Traubensaft

(ab 6. Woche)

Er läßt sich auf Vorrat herstellen und im Eiswürfelbereiter einfrieren. Zum Trinken mit etwas Wasser verdünnen.

Zutaten für etwa 200 ml Saft:
400 g weiße Trauben (oder Beeren oder Steinobst)
Enthält insgesamt etwa 1065 kJ/255 kcal
2 g Eiweiß · 1 g Fett · 59 g Kohlenhydrate

● Vorbereitungszeit: etwa 5 Minuten
● Garzeit: etwa 12 Minuten im Schnellkochtopf

So wird's gemacht: Die Trauben vom Stengel zupfen, gründlich waschen, abtropfen lassen und halbieren. In den Siebeinsatz des Dampfdrucktopfes füllen. • Auf den Boden des Topfes Wasser geben, das Einsatzkreuz, die Saftschale (Zubehör) und den Siebeinsatz mit den Trauben übereinander stapeln. • Den Topf schließen und etwa 12 Minuten lang entsaften (genaue Angaben in den Geräteanleitungen).

Magen-Tee

(ab 1. Tag)

Zutaten für 1 kleine Flasche:
½ Teel. Fenchelsamen · 1 Stückchen Süßholz

● Zubereitungszeit: etwa 15 Minuten

So wird's gemacht: Den Fenchel in einem Mörser leicht zerstoßen und mit dem Süßholz in eine nur fürs Baby reservierte Kanne (am besten aus Glas) geben. • ⅛ l Wasser (Seite 23) zum Kochen bringen, 2 Minuten sprudelnd kochen lassen und dann auf den Tee gießen. • Nach etwa 10 Minuten den Tee durch ein Sieb in ein Fläschchen gießen.

Beruhigungstee

(ab 1. Monat)

Zutaten für 1 kleine Flasche:
1 Prise Anissamen · 1 Teel. getrocknete
Melissenblätter · 1 Stückchen Süßholz

● Zubereitungszeit: etwa 15 Minuten

So wird's gemacht: Die Anissamen im Mörser zerstoßen, mit den Melissenblättern und dem Süßholz in die Teekanne legen. ⅛ l Wasser (Seite 23) zum Kochen bringen, 2 Minuten sprudelnd kochen lassen und auf den Tee gießen. • Nach etwa 10 Minuten den Tee durch ein Sieb in eine kleine Babyflasche gießen.

Rezept- und Sachregister

kursiv gesetzte Seitenzahlen verweisen auf Farbbilder

Rezeptregister

Sachregister

Rezept- und Sachregister

Süße Milchspeisen sind ein beliebtes ▷
Abendessen. Dieser Reispudding wird
mit Bananenmus zubereitet, das
erspart den Zucker und gibt ihm den
milden, fruchtigen Geschmack.
Rezept Seite 54.